LINGZHI CONG SHENQI DAO KEXUE

灵芝从神奇到科学

（第 4 版）

林志彬　编著

北京大学医学出版社

LINGZHI CONG SHENQI DAO KEXUE

图书在版编目（CIP）数据

灵芝：从神奇到科学 / 林志彬编著．—4 版．—北京：北京大学医学出版社，2024.4
ISBN 978-7-5659-3124-6

Ⅰ.①灵…　Ⅱ.①林…　Ⅲ.①灵芝－基本知识　Ⅳ.① R282.71

中国国家版本馆 CIP 数据核字（2024）第 072549 号

灵芝从神奇到科学（第 4 版）

编　　著：林志彬
出版发行：北京大学医学出版社
地　　址：（100191）北京市海淀区学院路 38 号　北京大学医学部院内
电　　话：发行部 010-82802230；图书邮购 010-82802495
网　　址：http://www.pumpress.com.cn
E - m a i l：booksale@bjmu.edu.cn
印　　刷：北京信彩瑞禾印刷厂
经　　销：新华书店
责任编辑：高　瑾　责任校对：靳新强　责任印制：李　啸
开　　本：880 mm×1230 mm　1/32　印张：8.625　字数：202 千字
版　　次：2024 年 4 月第 4 版　2024 年 4 月第 1 次印刷
书　　号：ISBN 978-7-5659-3124-6
定　　价：45.00 元

作者简介

林志彬（Lin Zhibin）1961 年毕业于北京医学院医疗系，留校任教。历任北京医学院（1985 年更名为北京医科大学，2000 年更名北京大学医学部）助教、讲师、副教授、教授、博士生导师（1990 年经国务院学位委员会批准），曾任北京医科大学基础医学院副院长兼基础医学研究所所长、药理学系主任，北京医科大学副校长。

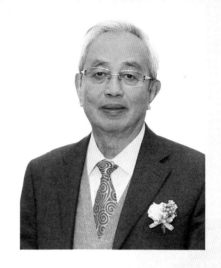

先后任美国芝加哥伊利诺伊大学访问学者，俄罗斯彼尔姆药学研究院名誉教授，香港大学访问教授。

历任国际养蜂工作者协会联合会（APIMONDIA）蜂疗常设委员会主席，国际药理学与临床药理学联合会（IUPHAR）执委会委员以及提名委员会委员，亚太药理学家联盟（APFP）执委会委员，国际灵芝研究学会主席，中国科学技术协会全国委员会委员，中国药理学会理事长、名誉理事长，中国食用菌协会副会长，卫生部药学专家咨询委员会副主任，国家新药研究与开发专家委员会委员，国家药典委员会委员，国家药品及医疗器械审评专家，国家自然科学基金会药物药理学科评审组成员，国家食用菌工程技术研究中心、国家菌草工程技术研究中心专家技术委员会委员等。

先后任《北京医科大学学报》主编，*Acta Pharmacologica Sinica*、《中国临床药理学和治疗学杂志》《中国药理学通报》和《中国执业药师杂志》副主编，《药学学报》《中国药学杂志》《中国中西医结合杂志》《中国药理学与毒理学杂志》《中国药师》《食用菌学报》《生理科学进展》、*Pharmacological Research*（Italy）编委，*Biomolecules & Therapeutics*（Korea）、*Acta Pharmacologica Sinica* 顾问编委等。

长期从事抗炎症药、免疫调节药、内分泌药和抗肿瘤药的药理作用和作用机制研究，并参与许多新药与保健品的开发性研究，是国内外著名的灵芝研究学者。

曾获国家教委科技进步奖（甲类）二等奖（1993）和三等奖（1995），教育部提名国家科学技术奖二等奖（2003），农业农村部神农中华农业科技奖二等奖（2022），北京市科学技术进步奖二等奖（1991）和三等奖（2008），福建省技术发明奖二等奖（2015），光华工程科技奖三等奖（1995），中国中西医结合学会科学技术奖三等奖（2007）等。

1992 年经国务院批准享受有突出贡献专家的政府特殊津贴，1994 年经卫生部批准为有突出贡献中青年专家。

第 4 版前言

自 2008 年开始至今，《灵芝从神奇到科学》已出 3 版，第 1 版还出版了英文版与俄文版。本书在介绍灵芝崇拜和灵芝文化、中医药著作对灵芝的论述以及灵芝现代生物学知识的基础上，引用大量文献资料，科学地介绍灵芝防治疾病的临床研究及其药理基础，以便读者了解有关灵芝的科学知识，合理应用灵芝防病治病。集科普和专业于一体的写作风格，使得它成为灵芝业者和广大读者乐见的灵芝防病治病、养生保健的案头参考书。2020 年，《灵芝从神奇到科学》（第 3 版）被《医师报》评为"中国医界好书"之"医学科普类"书籍。

近 5 年来，灵芝研究仍是国内外学术界瞩目的课题。迄今为止，以"灵芝"或"Ganoderma"为检索词，检索中国知网（CNKI）和美国国家医学图书馆网站（PubMed），可分别检索到灵芝相关的学术论文 7200 余篇和 3400 余篇。其中绝大部分仍然是灵芝的生物学、栽培、产品研发、化学和药理学等方面的学术论文，临床应用的研究论文非常少。

由于本书以介绍灵芝的临床应用为主，故《灵芝从神奇到科学》第 4 版仍以补充灵芝临床研究的内容为主。灵芝的临床研究论文数量虽少，但却非常宝贵并重要，因为以患者或健康志愿者为试验对象进行的试验，科学地证明了灵芝的临床疗效或人体保健功能。因此，我选择了一些临床研究方案设计较好、有对照组的研究报告，补充到《灵芝从神奇到科学》第4版的第4～12章中，包括灵芝防治支气管哮喘、高脂血症、稳定型心绞痛、阿尔茨海默病、糖尿病、肿瘤、带状疱疹、结节性血管炎、艾滋病等的临床研究报告。同时，第13章增补了灵芝对亚健康人群与中老年人群的保健作用的人体试验报告，如灵芝增强免疫功能以及对成年健康志愿者的抗氧化作用的人体功能试验报告。新编写的第15章"正确选择和服用灵芝产品小常识"，以回答问题的方式，逐一评介了灵芝子实体、发酵菌丝和孢子粉的产品及存在的问题，方便读者了解和合理选用灵芝产品。

本版其他章节也在第3版的基础上做了一些修改、补充或删减。全书更新补充了一些图表，使本书的知识性、趣味性、实用性更强。

本版保留《中华人民共和国药典》一部收载的灵芝作为附录，并将其从2015年版更新为2020年版。

书后列出了编撰本版过程中的主要参考文献，供读者查阅。本版未列出参考文献的内容均引自林志彬主编的《灵芝的现代研究》（第4版）（北京大学医学出版社于2015年出版）。

北京大学医学出版社多年来支持灵芝的学术著作和科普图书出版，重视和支持《灵芝从神奇到科学》第4版的编辑与出版工作；中国科学院资深院士、中国中西医结合学会名誉理事长陈可冀教授长期以来支持灵芝的中西医结合研究工作，多次为我主编或编写的灵芝著作题词或撰写序言；还有学术界和产业界的同仁以及热心的读者也一直鼓励和支持本书的出版。对以上单位和个人在此一并表示感谢！

　　衷心期望广大读者能在阅读《灵芝从神奇到科学》（第4版）时获得新知识，共享灵芝带来的身心健康和吉祥如意。

林志彬

2023 年 12 月于北京大学医学部

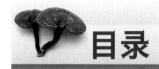

目录

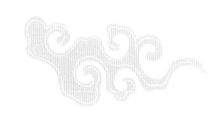

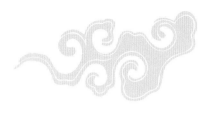

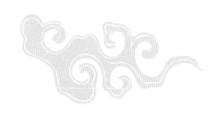

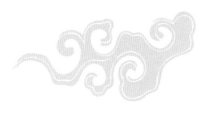

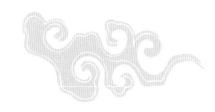

第1章
灵芝崇拜和灵芝文化

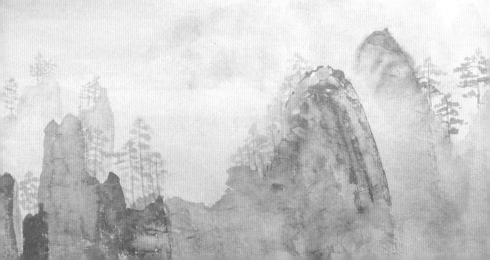

　　自古以来，灵芝既是神奇的中药，又是中华民族的"吉祥物"，故有"瑞芝""神芝""仙草"之称，并被视为祥瑞的征兆。由此而产生的有关灵芝的神话传说、诗歌、绘画等反映了我国人民对灵芝的崇拜。道教在推动灵芝医药学和文化的发展中起了重要作用。灵芝的养生保健功效及寓意"吉祥如意""赐福嘉祥""增添寿考""国泰民安"是灵芝文化的精髓，流传至今。

神话传说中的灵芝

灵芝文化最早可追溯到4000多年前的黄帝（公元前2717—2599年）时代。据清代《古今图书集成》收录的《涌幢小品》记载："昔东王父服蓬莱玉芝寿夷万岁，赤松子（传说中的上古道家人物）居昆仑授神农服芝法。广成子（上古道家人物，轩辕黄帝的授业老师）居崆峒之上亦尝以授轩辕。具茨山有轩辕受芝图，盖芝图自是始也"（图1-1）。

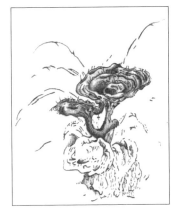

图1-1 轩辕受芝图

战国时期，《山海经》中就有炎帝之女瑶姬不幸夭折化为瑶草的故事。楚国诗人宋玉在《高唐赋》中更将其夸张为人神相恋的爱情故事，其中的"巫山神女"即为瑶姬。以致后人有"帝之季女，名曰瑶姬。未行而亡，封于巫山之台。精魂为草，实曰灵芝"之说。

在我国家喻户晓的神话故事《白蛇传》中，女主人公白娘子前往峨眉山盗仙草，以救夫君许仙。历经艰辛、危险，终于感动了南极仙翁，取回了能"起死回生"的仙草灵芝。这一忠贞不渝的爱情故事素材被编改成小说、戏曲、电影、年画，在我国广为流传（图1-2）。

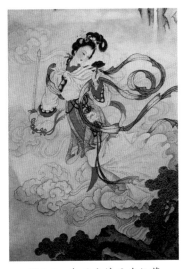

图1-2 年画白娘子盗仙草

古代诗人笔下的灵芝

自古以来，灵芝是圣洁、美好的象征，故一些古代文学作品常以灵芝作为主题。

楚国诗人屈原描写神女渴望爱情的诗篇《九歌·山鬼》中，有"采三秀兮于山间，石磊磊兮葛蔓蔓"，诗中"三秀"是灵芝的别名，因灵芝一年可多次采收而得名。

汉代张衡《西京赋》"浸石菌于重涯，濯灵芝以朱柯"的诗句中，首次出现灵芝的名词。

汉武帝制定郊祀之礼祭祖安民，祭祀时曾由70名童男童女咏唱配乐郊祀歌。《灵芝歌》——"因灵寝兮产灵芝，象三德兮瑞应图。延寿命兮光此都，配上市兮象太微，参日月兮扬光辉"——即是郊祀歌之一。

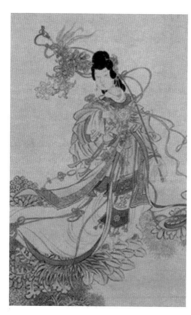

图1-3 手持灵芝的洛神（清·任薰 画）

曹植（魏晋时期）在《灵芝篇》中，称颂"灵芝生天地，朱草被洛滨，荣华相晃耀，光彩晔若神"，反映了诗人对灵芝的崇拜。在《洛神赋》中，又用"攘皓腕于神浒兮，采湍濑之玄芝。余情悦其淑美兮，心振荡而不怡"描写出在洛水之畔神女采撷灵芝时悠闲的神态，以及诗人对神女的爱慕之情（图1-3）。在《飞龙篇》中，则写到在云雾缭绕的泰山，遇到骑乘白鹿、手持灵芝的修炼者，并求养生之道的奇妙经历："晨游泰山，云雾窈窕，忽逢二童，颜色鲜好。乘彼白鹿，手翳芝草，我知真人，长跪问道。西登玉台，金楼复道，授我仙药，神皇所造。教我服食，还精补脑，寿同金石，永世难老。"

李白（唐）《答杜秀才五松见赠》中"角巾东出商山道，采秀行歌咏芝草"；孟浩然（唐）《寄天台道士》中"焚香宿华顶，裛露采灵芝"；白居易（唐）《仙娥峰下作》中"渴望寒玉泉，香闻紫芝草"；陆游（宋）《丹芝行》中"大丹九转古所藏，灵芝三秀夜吐光"；夏竦（宋）《明州进芝草并图》中"四明开奥壤，三秀发灵芝"等，让灵芝进入了文学艺术殿堂。

道教医学中的"仙药"

我国灵芝文化的发展受道家文化的影响最深。道教是中国的本土宗教，其哲学思想是"以生为贵"，认为只要通过清养修炼，服食"仙药"，便可白日飞升，得道成仙。葛洪在《抱朴子》中提出，"神仙可学而致"的仙学理论，并编撰了许多服食芝草而升仙的神话（图1-4）。

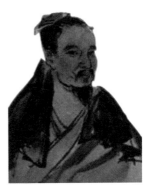

图1-4 东晋·葛洪

在古代道家修炼升仙之法中，视灵芝为"仙药"之上品，服之可"后天而老""与天同期"。因而，灵芝被称为"神芝""仙草"，在道教文化中呈现出一个神化的灵芝世界。如《海内十洲记》中记载，祖洲、玄洲、方丈洲等十洲三岛，都是神仙居住的仙境，遍生芝草，仙家以芝草为食，故能终生不老。在东海中的方丈洲上，有"仙家数十万，耕田种芝草，课计顷亩，如种稻状"。晋·王嘉《拾遗记》和唐·戴孚《广异记》也说，昆仑山上有芝田数百顷，皆仙人种耨；西王母居住的墉城七宝山上，芝草种类多达一万两千种。据葛洪《神仙传》记载麻姑修道于牟州姑余山，姿容美妙，成仙后居蓬莱仙岛。农历三月三日王母寿辰，麻姑在绛珠河畔酿灵芝酒，敬献给王母作为寿礼，后来民间多以此作画来贺寿。《麻姑献寿图》中仙女麻姑手捧灵芝酒，寿星举杯，仙童高举寿桃，仙鹤嘴衔灵芝，寓意"吉祥如意""福寿双全"（图1-5）。

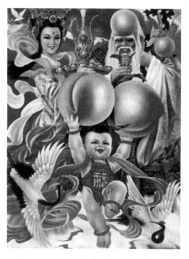

图1-5　民间年画《麻姑献寿图》

历史上著名道家人物如葛洪（公元284—364年）、陆修靖（公元406—477年）、陶弘景（公元456—536年）、孙思邈（公元581—682年）等，都很重视灵芝的研究，对推动灵芝文化的发展起了积极作用。道家在服食芝栭追求长生不老的实践中，也丰富了对芝草的认识，形成了以养生为主旨的道教医学。

根据文献记载，道教人物编著的芝草图经、服饵方法等著作有100余种，有名称可考的芝草在千种以上，还有大量服食医方。

受时代和科学技术水平的限制，道教对灵芝的研究有局限性并带有迷信色彩。道教所指的"芝"，包括许多菇类如担子菌纲多孔菌科灵芝属真菌、伞菌、腹菌等一些大型真菌，也包括按道教观念炼造出来的"神芝瑞草"。"芝"已成为一种超越自然的神化生物。因此，道教宣扬的种芝、采芝、饵芝方法，也就带有神秘的宗教色彩。并因此招致古代医药学者的批判，限制了古代灵芝的医药学研究和应用。

中华民族的吉祥物

自汉代以来，古代儒家学者把灵芝称为"瑞草"或"瑞芝"。他们把灵芝菌盖表面的许多环形轮纹称作"瑞征"或"庆云"，视为"祥瑞""吉祥如意"的象征，形成了中华文化中特有的灵芝崇拜。

《汉书·武帝本纪》载："元封二年六月，宫中产芝，九茎连叶，为庆祥瑞，赦天下，并作芝房之歌以记其事"。《郊祀歌·齐房（芝房歌）》中则写道："齐房产草，九茎连叶，宫童效异，披图案牒，玄气之精，回复此都，蔓蔓日茂，芝成灵华"。诗中描述甘泉宫中长出灵芝，引起人们的关注，进而赞美灵芝是"玄气之精"聚集而成，并以此歌颂汉武帝的政绩。实际是汉武帝的行宫甘泉宫年久失修，梁木腐朽而长出灵芝，大臣便借机歌颂皇帝的政绩，说灵芝降生宫内是天意，乃"祥瑞"之兆。

宋代王安石在《芝阁赋》中描述了举国上下搜寻灵芝的情景，"大臣穷搜远采，山农野老攀援狙杙，以上至不测之高，下至溪涧壑谷……人迹之所不通，往往求焉。"说明当时举国上下到处搜寻灵芝瑞草，出现了"四方以芝来告者万数"。据《宋史·五行志》记载，宋贞宗在位25年间，各地进献灵芝116次。明世宗时，将各地进献的灵芝在宫中堆积成山，称为"万岁芝山"。在交通不发达的古代，要收集如此之多的野生灵芝，是极不容易的。

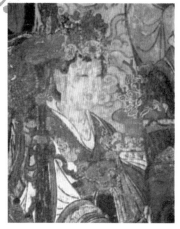

图1-6 永乐宫三清殿壁画《朝元图》中的奉宝玉女手捧灵芝

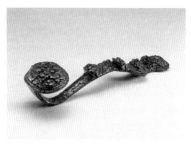

图1-7 工艺美术品——如意

明代山西芮城永乐宫三清殿巨幅壁画《朝元图》中，宫女手捧灵芝进献的部分真实地反映了进献灵芝的场面，《朝元图》是一幅描绘灵芝瑞应的珍贵艺术作品（图1-6）。

历史上，灵芝以及由其衍化而成的"如意"成为我国特有的吉祥物，被广泛用以象征"赐福嘉祥""增添寿考""国泰民安"等瑞应，影响极为深远和广泛，流传至今（图1-7）。

在全国许多宫殿、寺庙、古建筑、服饰、刺绣、绘画、雕刻、瓷器以及出土的大量文物中，都能发现有关灵芝和

从灵芝演化来的"灵芝祥云"和"灵芝如意"的形象。如北京天安门城楼前华表上的"蟠龙腾驾灵芝祥云"（图1-8）；浮雕在天坛祈年殿宝顶上的"环绕九龙的灵芝祥云"；紫禁城大殿前雕有蟠龙和灵芝祥云的御路；紫禁城、国子监和孔庙的围栏上雕刻的灵

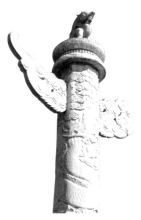

图1-8 华表上的灵芝祥云

芝盆栽；孔庙中"进士提名碑"基座上雕刻的灵芝图案；雍和宫释迦牟尼佛像前的木雕灵芝盆景；福建莆田湄洲岛手持灵芝如意的妈祖雕像（图1-9）。以上种种，均成为我国灵芝崇拜和灵芝文化的见证。

台北故宫博物院珍藏的清代缂丝《乾隆御笔新韶如意图》，图中的花瓶中插松枝、山茶与梅花，旁置柿子、百合以及灵芝。寓意"事事如意，百事祥瑞"，是典型的岁朝图（图1-10）。

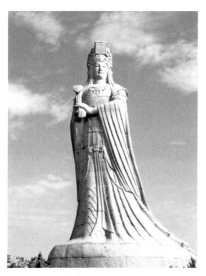

图1-9　手持灵芝如意的妈祖雕像

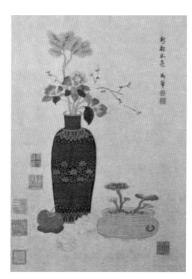

图1-10　清代缂丝《乾隆御笔新韶如意图》

现代诗人郭沫若颂灵芝

1958年，一杨姓药农在黄山采到一株鹿角状灵芝，我国著名现代作家、诗人郭沫若先生闻讯后赋诗"咏黄山灵芝草"（人民日报，1958年12月28日，第4版）赞颂，全诗如下：

狮子峰头灵芝草，离地六十多丈高。
采芝仙人究为谁？黄山药农杨姓老。
芝高四十九公分，枝茎处处有斑纹。
根部如髹光夺目，乳白青绿间紫金。
赤如珊瑚有光辉，定为肉芝最珍贵。
视为祥瑞不足奇，如今遍地皆祥瑞。
出现灵芝实草因，兽中早已出麒麟。
草木虫鱼同解放，社会主义庆长春。

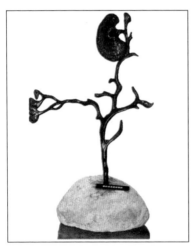

图 1-11　黄山鹿角状灵芝（复制品）

诗中描述了老药农采药地点，所采灵芝的形态、大小、颜色、种类。诗中对灵芝的描述可能出自葛洪《抱朴子》："肉芝状如肉，附于大石，头尾具有，乃生物也。赤者如珊瑚，白者如截肪，黑者如泽漆，青者如翠羽，黄者如紫金，皆光明洞彻如坚冰也"，反映了诗人对灵芝的崇拜。同样，郭沫若也视灵芝为祥瑞之兆，以此颂扬社会主义祖国繁荣昌盛（图 1-11）。

第 **2** 章
探讨《神农本草经》中的灵芝

　　《神农本草经》及其后的一些本草著作对灵芝的分类、产地、生物学特性、药性、主治等进行了较为科学的研究和论述。其中，一些错误的内容被后人批判并修正。考古发现6800年前人类使用灵芝的证据。用现代科技与传统中医药理论相结合研究并阐述《神农本草经》有关灵芝的论述，继承和发展了灵芝防病治病的理论和应用。

《神农本草经》对灵芝的论述

　　中国古人认识和利用灵芝的历史可追溯到两千多年前的春秋战国时期。周朝《列子·汤问》中就有"朽壤之上，有菌芝者"的论述，这是世界上对菇类也包括灵芝的最早文字记载。

　　最早论及灵芝的药学著作是《神农本草经》，约成书于东汉末年（公元前一世纪），其作者并非神农氏，究竟是谁已无法考证。原书已遗失，现行本为后人从历代本草书中辑出。此书收载 365 种药品，并将所载药品分为上、中、下三品，上药"主养命以应天，无毒，多服、久服不伤人"，皆为有效、无毒者。赤芝、青芝、黄芝、白芝、黑芝、紫芝皆被列为上品（图 2-1）。

　　《神农本草经》根据中医阴阳五行学说，按五色将灵芝分为赤芝（丹芝）、黑芝（玄芝）、青芝（龙芝）、白芝（玉芝）、黄芝（金芝）五类，另附紫芝（木芝）。该书详细地描述了此六类灵芝的药性、气味和主治。指出：赤芝"苦，平，无毒""益心气，补中，增智慧，不忘"，主治"胸中结"；黑芝"咸，平，无毒""利水道，益肾气，通九窍，聪察"，主治"癃"；青芝"酸，平，无毒"，

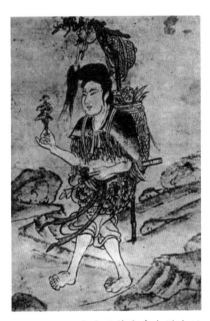

图 2-1　山西省应县佛宫寺木塔内辽代彩绘。画中人物面部丰满，赤足袒腹，披兽皮，围叶裳，负竹篓，举灵芝，行于山石间。研究者认为画中人物可能是神农氏

可"明目，补肝气，安精魂，仁恕"；白芝"辛，平，无毒""益肺气，通利口鼻，强志意，勇捍，安魄"，主治"咳逆上气"；黄芝"甘，平，无毒""益脾气，安神，忠信和乐"，主治"心腹五邪"；紫芝"甘，温（平），无毒""利关节，保神，益精气，坚筋骨，好颜色"，主治"耳聋"。还强调此六种灵芝均可"久食（服）轻身不老，延年神仙"。《神农本草经》中对灵芝的这些论述，被其后的历代医药学家尊为经典并引证，沿用至今。

🍄 古代学者对灵芝的科学认识

我国古代学者对芝类包括灵芝的生物学特性已有了一些科学的认识。《列子·汤问》中说："朽壤之上，有菌芝者"；东汉王充在《论衡》（图2-2）中指出："芝生于土，土气和，故芝草生"；陶弘景亦指出"紫芝乃是朽木株上所生，状如木栭"。这些论述均指出，灵芝生长于"朽壤"或"朽木"之上，且需要适宜的生长条件。

《抱朴子·仙药篇》在描述灵芝时说："赤者如珊瑚，白者如截肪，黑者如泽漆，青者如翠羽，黄者如紫金，而皆光明洞彻如坚冰也，大者十余斤，小者三四斤"，较为准确地描述了灵芝的颜色、外观特征和重量。

《礼记注疏》的"无花而生曰芝栭"、《尔雅注疏》的"三秀（芝别

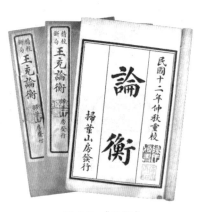

图2-2 《论衡》

名）无根而生"以及《本草纲目》的"一岁三华瑞草""六芝皆六月、八月采"的论述均提示，古代学者已认识到菌类有别于高等植物，没有根、茎、叶分化，不开花，一年可多次采收。

古代已有灵芝人工栽培的记载。《抱朴子·内篇》说："夫菌芝者，自然而生，而《仙经》有以五石五木种芝，芝生，取而服之，亦与自然芝无异，俱令人长生"。《本草纲目》"菜部·芝栭类·芝"条中载有"方士以木积湿处，用药敷之，即生五色芝"。清朝陈淏子《花镜》载有："道家种芝法，每以糯米饭捣烂，加雄黄、鹿头血、包暴干冬笋，俟冬至日，堆于土中自出，或灌入老树腐烂处，来年雷雨后，即可得各色灵芝矣"。从这些论述中可见，古人已认识到用"药"，即用淀粉、糖类、矿物质和有机氮化合物组成的人工合成培养料来栽培灵芝。甚至考虑到在"冬至日"，即低温季节施"药"接种，以避免杂菌污染。此外，古人也认识到人工栽培的灵芝与野生灵芝有相似的功效。

关于灵芝药食兼用的特点，有许多论述。东汉王充在《论衡·初禀篇》中说："芝草一岁三华，食之令人眉寿庆世，盖仙人之所食"。李时珍指出："昔四酷采芝，群仙服食，则芝菌属可食者，故移入菜部"（图2-3）。陶弘景亦指出："凡得芝草，便正尔食之，无余节度，故皆不云服法也"。苏敬则认为："芝自难得，纵获一二，岂得终久服耶"。从这些论述中可

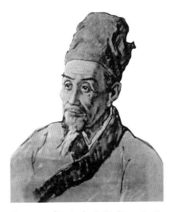

图2-3　李时珍（明代，公元1518—1593）

看出，古人已知灵芝的养生、保健、延缓衰老作用，但由于古代较难采到天然灵芝，因而限制了其更广泛的应用。

古代学者批判有关灵芝的错误观点

包括《神农本草经》在内的一些本草古籍中有关灵芝的论述均存在一些错误观点，一些著名的古代学者对此加以评论和批判。如苏敬针对《名医别录》中"赤芝生霍山，黑芝生衡山，青芝生泰山，白芝生华山，黄芝生嵩山"的论点，提出"以五色生于五岳。诸方所献白芝，未必华山，黑芝又非常岳"，实际上是针对按五行学说，以"五色"配"五岳"划分灵芝的产地提出不同意见。这与现代研究结果一致，我国野生灵芝并非仅生长在五岳，可广泛分布在我国大部分地区。在《本草纲目》中，李时珍对按"五色""五行"区分灵芝的气味提出了不同见解，认为"五色之芝，配以五行之味，盖亦据理而已，未必其味便随五色也"。更为重要的是，李时珍在其著作中批判了古代对灵芝的迷信观点，指出"芝乃腐朽余气所生，正如人生瘤赘。而古今皆为瑞草，又云服食可仙，诚为迂谬"。根据现代研究结果来看，这些论点是完全正确的。此外，《本草纲目》中菜部芝栭类诸芝的附图则更为形象、准确（图2-4）。

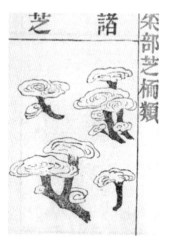

图2-4 《本草纲目》中灵芝插图

探讨"六芝"的实质

古人所谓"芝类"常泛指菇类，并不一定都是灵芝。20世纪90年代，菌物学家赵继鼎等人采用现代真菌类生物分类系统对《神农本草经》中所述"六芝"作了一些对比研究，结果指出，《神农本草经》中所述的"六芝"并非都是灵芝。

青芝：应与云芝（*Coriolus versicolor* 或 *Polystictus versicolor*）（图2-5）相似，而云芝并非灵芝属真菌，其盖面上生有环状排列的蓝色、深蓝色、黄褐色、褐色、白色及黑色等杂色绒毛，且有光泽，似羽毛状等形态，与葛洪《抱朴子》中描述"青者如翠羽……"的特征相似。青芝"补肝气"的论述也与现代研究证明的云芝具有保肝作用，可用于治疗肝炎的结论一致。

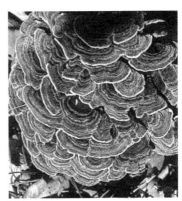

图2-5 云芝

赤芝：应为灵芝（*Ganoderma lucidum*）或松杉灵芝（*Ganoderma tsugae*），它所具有的红色或紫色、带漆状光泽的菌盖，确有如珊瑚状的色彩，与《抱朴子》中形容其"赤者如珊瑚……"接近。现已证明两者皆有药用价值。赤芝是《中华人民共和国药典》（一部）中收载的中药品种。松杉灵芝是国家批准的可用作生产保健食品的真菌。

黄芝：根据《抱朴子》中描述"黄者如紫金"的特征，推测黄芝是硫磺菌，又称硫色干酪菌（*Laetiporus sulphureus*）、硫色多孔菌（*Tyromyces sulphureus*）（图2-6），其盖面呈橙红色、橙黄色至黄色，干后为黄白色，幼嫩时可食。从硫磺菌

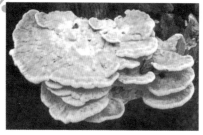

图2-6 硫磺菌

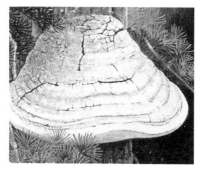

图2-7 苦白蹄

中已分离出多糖、阿里红酸A、麦角甾-7，22-二烯-3β醇、硫色多孔菌酸、啤酒甾醇等化学成分，多糖有免疫调节与抗肿瘤活性，其应用价值尚待研究。

白芝：从《抱朴子》中描述其"白者如截肪"的特征看，可能是苦白蹄（又称药用层孔菌，药用拟层孔菌，*Fomitopsis officinalis*）（图2-7），其盖面呈白色至灰白色，菌肉灰白色，近肉质，后期呈酪质，味苦。苦白蹄含羊毛甾醇、硫色多孔菌酸、齿孔酸、去氢齿孔酸、齿孔醛、齿孔醇、多糖，其提取物在体外有抗肿瘤活性。中医用作健胃、发汗剂。

黑芝：《抱朴子》中描述其特征为"黑者如泽漆"，与其相对应的种类可能是假芝（*Amauroderma rugosum*，又称乌芝），其盖面呈褐色、暗褐色、黑褐色至黑色，并有黑色长柄。黑芝亦可能是黑柄多孔菌（*Polyporus melanopus*，又称黑柄仙盏），盖面初期近白色，渐变为茶褐色，有表面黑褐色至黑色的长柄。

近年来一些研究发现，黑灵芝（*Ganoderma atrum*）及其所含多糖具有调节免疫、抗肿瘤、降血糖、抗氧化应激等药理作用，是否也可能是《神农本草经》中所述黑芝，值得进一步探讨。

紫芝：应是紫灵芝（紫芝，*Ganoderma sinense*），其盖面呈紫褐色、紫黑色至近黑色，具漆样光泽，有药用价值，是《中华人民共和国药典》（一部）中收载的中药品种。

考古发现新石器时期的灵芝

考古研究，从浙江省 3 个新石器时期遗址中共发现了 5 份疑似史前灵芝样本，且均出土于文化层灰坑。经 ^{14}C 放射性同位素质谱分析证实，田螺山遗址、余杭南湖遗址和千金塔地遗址出土的样本分别距今约（6817±44）年、（5379±59）年和（4508±50）年，分属于河姆渡早期和良渚文化时期。经环境扫描电子显微镜和光学显微镜观测，根据担孢子表观形态鉴定 5 个样本均为担子菌纲灵芝属真菌（图 2-8）。河姆渡是中华文明的发祥地之一，史前灵芝与双鸟木雕头饰、玉器等巫用文物一起出土，推测当时巫已在使用灵芝用作治病救人的药物。史前灵芝样本的发现将人类使用灵芝的时间从汉代推进到距今 6800 年。

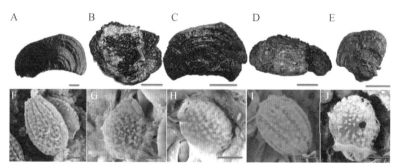

图 2-8　史前灵芝及其担孢子形态

史前灵芝外观形态：A 至 E；史前灵芝中担孢子表观形态：F 至 J。A 的标尺是 1 cm，B 至 E 的标尺是 5 cm，F 至 J 的标尺是 2 μm。

中西医结合解读《神农本草经》

《神农本草经》是在古代医药学家科学实践的基础上总结出来的。"神农氏尝百草，一日遇七十毒"的传说就是这一过程的真实写照。《神农本草经》中对灵芝药性和主治的论述也是在用药实践的基础上得出的。灵芝的中西医结合研究的目的之一，就是试图用现代科技方法去研究和阐明中医论述灵芝的实质，并进一步发扬光大。

目前，灵芝的中西医结合研究已有了许多成果，如药理研究证明，灵芝有强心、抗心肌缺血、改善心肌微循环及调节血脂和血液流变学作用等，并被用于治疗高脂血症和冠心病，这可能与灵芝（赤芝）"益心气"，主治"胸中结"的论述有关。而《神农本草经》中关于灵芝"安神""安魄""增智慧，不忘"的论述恰与现代研究证明的灵芝有镇静作用、提高学习与记忆能力，可治疗神经衰弱、失眠和增强记忆力一致。灵芝的抗氧化清除自由基作用和抗衰老作用及其在中老年保健中的功效更是证明了《神农本草经》关于灵芝"久食（服）轻身不老，延年神仙"的论述。灵芝的补中、益（心、肝、肺、脾、肾）气和"益精气"则涉及更广泛的作用，包括调节免疫功能、提高机体重要器官系统的功能，如对心、脑、肾缺血再灌注损伤的保护作用、对化学性和免疫性肝损伤的保护作用等，也已为灵芝对慢性支气管炎、肝炎和肾病的疗效所证实。

灵芝的抗肿瘤作用及其机制的药理研究，开创并推动了灵芝在临床肿瘤治疗方面的应用，其辅助放化疗的增效减毒作用，为中医"扶正固本""扶正祛邪"治疗肿瘤的治则提供了依据。

第 **3** 章
灵芝的基本知识

灵芝的孢子、菌丝体和子实体是其生长的不同阶段。孢子是灵芝的生殖细胞，萌发后长出菌丝，而子实体则是灵芝的果实。从《神农本草经》到《中华人民共和国药典》所叙述的灵芝均是指灵芝子实体。

传统应用段木栽培灵芝子实体的方法，消耗大量木材，不利于生态保护，应大力提倡用代料栽培的方法，特别是工厂化栽培。优良的菌种和有机栽培方式可保证灵芝的质量。

灵芝的主要有效成分灵芝多糖（肽）和灵芝三萜，具有广泛的药理作用。

灵芝子实体——法定中药材

灵芝是属于低等植物中的真菌门、担子菌纲、多孔菌科、灵芝科、灵芝属的真菌，古今中外所说的灵芝都是指灵芝的子实体。《本草纲目》记载："芝本作之，篆文象草生地上之形。后人借之字为语辞，加草以别之也"。即"芝"字就是根据灵芝子实体的形状而产生的。由于菌伞（菌盖）位于菌柄的一侧，菌柄又经常弯曲，从侧面看很像"之"字，为了与"之"字区别，故在"之"字上部加草字头成为"芝"。

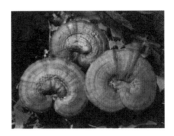

图 3-1 灵芝（赤芝）

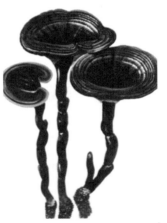

图 3-2 紫芝

灵芝属中包括：灵芝亚属（灵芝组、紫芝组）、粗皮灵芝亚属、树舌灵芝亚属真菌超过 100 种，在我国广泛分布。但仅少数可用作药物或保健品，如赤芝［*Ganoderma lucidum*（Leyss.ex Fr.）Karst］（图 3-1）、紫芝（*Ganoderma sinense* Zhao，Xu et Zhang）（图 3-2）、松杉灵芝（*Ganoderma tsugae* Murr）（图 3-3）、薄树芝［*Ganoderma capense*（Lloyd）Teng］（图 3-4）等。《中华人民共和国药典》（一

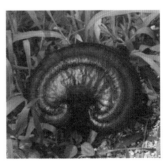

图 3-3 松杉灵芝

部）收载灵芝（赤芝和紫芝）作为法定中药材。《美国药典》和《欧洲药典》也收载了灵芝（赤芝）子实体。

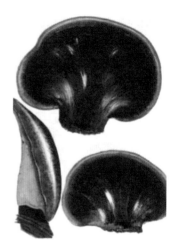

图3-4　薄树芝

灵芝的生长过程

灵芝与其他菇类相似，没有叶绿素，不能通过光合作用合成碳水化合物。因此，它必须营腐生或寄生生活，从现成的有机化合物中获得碳和氮为养料。这种营养方式称为异养，并因此决定其形态结构与自养的高等绿色植物有明显不同。

生长在树木或人工培养基上的灵芝主要由两部分构成，其下部深入到树木或人工培养基中的白色菌丝叫作菌丝体，它有很强的吸收能力并能分泌多种酶，分解各种有机物，从而获得生长发育所需的营养。生长在树木或人工培养基上面的部分叫作子实体，它依靠菌丝提供的营养生长发育，并在成熟后弹射担孢子（孢子）。担孢子是灵芝的生殖细胞，具有繁殖后代的作用。

在自然界只有极少数灵芝孢子被弹射出去后，能飘落到朽木等适合生长的地方，萌发出一次菌丝，以后一次菌丝又发育成二次菌丝，二次菌丝在条件合适的情况下发育成三次菌丝，并进一步形成子实体，在子实体发育的后期分化出担子层，每个担子上又发育担孢子。这个由孢子到孢子的过程称为灵芝的生活史（图3-5）。

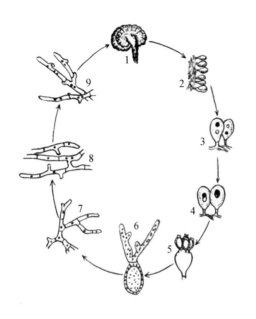

图 3-5　灵芝生活史
1. 子实体
2. 子实层局部放大
3. 担子
4. 担子内核配
5. 担子产生担孢子
6. 担孢子萌发
7. 单核菌丝
8. 两条单核菌丝间质配
9. 双核菌丝

灵芝菌丝、子实体和孢子的形态特征

菌丝　外观上呈白色绒毛状，表面有一层白色结晶物。组成灵芝菌丝体的菌丝依其来源和形态可以分为三种。

1. 初级菌丝：或称一次菌丝。由担孢子萌发后直接发育的菌丝，在每一个细胞内只有一个细胞核，也称单核菌丝，菌丝较细，在整团菌丝中没有锁状联合。锁状联合是担子菌菌丝特有的结构，是菌丝线形细胞分裂的一种方式。初级菌丝依靠孢子内贮存的营养来维持生长，故寿命很短。

2. 次级菌丝：或称作二次菌丝。它由不同性别的担孢子萌发的一次菌丝相互融合而成。其中一条菌丝中的一个细胞核移到另一条菌丝的一个细胞中，形成一个有不同性别的两个细胞核的双核菌丝。二次菌丝对基质的侵染能力较强，并能在基质

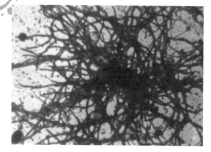

图 3-6　灵芝菌丝体

中形成菌丝体（图 3-6）。由二次菌丝形成的菌丝体中可见锁状联合。只要基质中营养充分，二次菌丝形成的菌丝体的寿命可以达到几年、几十年。

3.三级菌丝：或称作三次菌丝。次级菌丝形成的菌丝体生长到一定阶段达到生理上成熟后，就会有些菌丝在基质的表面上扭结形成原基，由原基再发育成子实体。这些构成子实体的菌丝就是三次菌丝。三次菌丝的菌丝体结构与二次菌丝有很大差别，这种菌丝间隙较小，并出现组织和器官的分化如菌柄、菌伞等。

子实体　灵芝子实体是一伞形的菇状物，呈紫红色或棕红色。其质地幼时为肉质，成熟变干后为木栓质。子实体由菌盖（菌伞）和菌柄构成。灵芝的菌伞多在菌柄顶端一侧发育，菌柄位于菌伞的一侧。

灵芝菌柄呈不规则圆柱形，有时稍扁且有些弯曲，生长中的两个菌柄一旦接触就很容易长合成为一个粗的菌柄。菌柄呈紫红色，向光的一侧颜色较深。菌柄的粗细、长短随生长环境条件改变。营养充足时，菌柄发育较粗；反之，发育较细。在通气良好的条件下，菌柄发育得很短，在氧气不足、二氧化碳浓度大时，菌柄发育细长，形成鹿角状灵芝（图 3-7）。

灵芝子实体的菌盖和菌柄的内部结构是相似的，但菌柄无菌管层，它们的微细结构如下。

1.皮壳层：由三层构成：①外层由许多排列紧密、比较粗的菌丝组成。菌丝的尖端向外平行排列成栅状，与菌盖垂直、细胞壁较厚，细胞内充满树脂质及色素，构成盖面的颜色及油漆状的光泽。②中层由粗大的厚壁菌丝交织排列而成。菌丝内部有棕红色的树脂质，可使菌盖呈现颜色。盖面颜色呈紫红色的子实体，其中层较厚；发育不够正常、盖面颜色较浅的子实体，其中层较薄。③内层由一些不含有树脂质或色

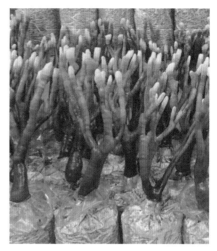

图3-7　鹿角状灵芝（赤芝）

素的菌丝交织组成。其细胞壁也比较厚，是皮壳到菌肉的过渡带。

2.菌肉层：由一些液泡体积较大的菌丝交织组成，由于这些菌丝排列松散，稀疏地交织在一起，间隙较大，使菌肉呈现出木栓质的特征。

3.菌管层：由许多平行排列的管状结构组成。菌管壁是由许多菌丝平行排列而成的。这些菌丝末端皆膨胀形成如大茄梨样的担子。担子壁很薄，细胞质稠密，内含两个细胞核。随着子实体的生长，担子也逐渐成熟；担子内的两个细胞核相互融合成一个核，完成核配，继而连续进行两次有丝分裂，完成减数分裂，产生4个子细胞核。同时，担子的游离端产生4个小突起，并稍延长，即担子小梗。担子小梗成锥体状，顶端尖，在这个尖顶处又膨大产生一个卵圆形的担孢子。当担孢子发育成熟后，在担孢子与担子小梗顶尖处产生一个液泡；液泡吸水膨胀至破裂，担孢子则被液泡破裂时产生的机械力量弹射到菌

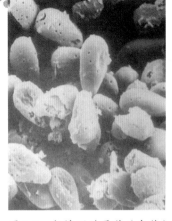

图 3-8　电镜下的灵芝（赤芝）孢子

管的空腔中，并分散出去。

孢子　在显微镜下观察到的担孢子呈卵形，棕色，（8～2）μm×（5～7）μm 大小。孢壁双层。外壁平滑、无色透明。内壁深棕色，有小棘突。由内壁包围的空腔里面充满浓稠的细胞质，细胞质中有一个细胞核和一个黄色至亮黄绿色的油滴。

在电子显微镜下，孢壁外层表面有许多小凹坑及小孔（图 3-8）。

灵芝子实体的人工栽培

人工栽培灵芝是将从灵芝子实体中分离出的菌丝直接接种到段木或其他人工培养基上，再进一步生长发育成子实体。

野生灵芝是生长在树木上的，因此就有人工原木栽培灵芝子实体的方法。由于砍伐原木破坏森林资源，故又发展出段木和枝桠材代替原木的栽培方法，但此种栽培方法仍需大量木材。因此，进一步发展了代料栽培，也叫袋栽法，即用一些植物和农作物的下脚料装在特制的塑料袋中，来代替原木、段木栽培灵芝子实体。

灵芝子实体的人工栽培主要分两个阶段：第一阶段是选择优良菌种和扩大培养菌种，菌种的扩大培养是将少量菌种繁殖扩大到栽培子实体时所需的菌种数量。第二阶段是子实体栽培，即将菌种接种到人工培养基上，在一定条件下进行培养，直至子实体生长发育、成熟并采收。

袋栽法是在聚乙烯或聚丙烯塑料袋中装入培养基，如玉米秸、菌草（指一些可用于栽培灵芝或食用菌的草）、木屑、甘蔗渣、麦麸、糖、石膏粉、碳酸钙等原料，经过高压或常压灭菌，再接种上灵芝菌种。灵芝菌种在培养基中萌发出菌丝，并长满了培养基。在合适的温度、湿度、光照等条件下，会长出灵芝子实体。袋栽法可节省大量木材，有利于生态循环和环境保护，值得大力提倡（图3-9）。

段木灵芝栽培法是将灵芝菌种接种在灭菌后的段木上，待灵芝菌丝体长满段木后，在合适的环境条件下，便可以长出灵芝子实体。段木灵芝栽培法更接近灵芝的天然生长环境，生长时间要比袋栽灵芝生长时间长，所获的灵芝子实体较大，密度较高，形状好看，其外观与质量较袋栽灵芝好。

段木栽培灵芝，在菌丝长满基质后，通常都将段木埋入地下，这样有助于保持温度，有利于灵芝子实体的生长（图

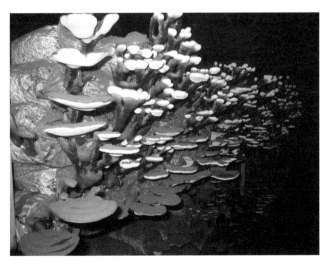

图 3-9　袋栽灵芝

3-10）。因此，所选择的埋土场地，其土质、水质的好坏，特别是农药和重金属残留是否超标都会影响灵芝子实体的质量，因为灵芝菌丝有富集重金属的能力，能将溶于水中的重金属离子吸收，从而造成灵芝子实体重金属含量超标。

袋栽灵芝的培养基，如未经严格检验，有时也会有一些对人体有害的物质，这些物质也会残留在灵芝子实体中对人体造成危害。

因此，要得到优质的灵芝，首先，要培育出优良的菌种，其次，要选择合格的培养菌丝及栽培子实体的场地，要对栽培灵芝的段木或代料、水质、土质都进行严格检查，严格控制温度、湿度、光照等栽培条件。最好能严格按照有机栽培的要求栽培灵芝，这样才能获得优质的灵芝子实体。

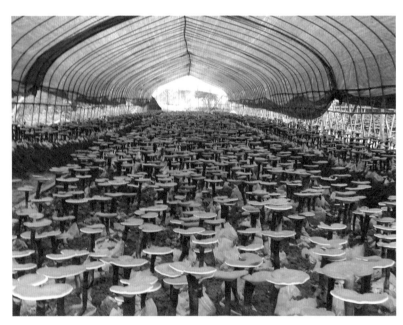

图 3-10　芝棚中埋土栽培的段木灵芝即将成熟

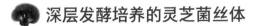

深层发酵培养的灵芝菌丝体

灵芝的深层发酵培养就是利用发酵工程方法获得菌丝体及其所产生的代谢产物，即将灵芝菌丝培养在密闭发酵罐的液体培养基中，强制通入无菌空气进行搅拌，使灵芝菌丝生长、繁殖。最终的发酵产物为菌丝体和含有其代谢产物的发酵液，经过加工后，可制成产品使用。灵芝的深层发酵工艺具有生产周期短、产量大、产品质量稳定、成本低等优点，是目前国内外所采用的一种工业化生产灵芝产品的方法。

灵芝的深层发酵工艺流程如下：菌种→试管斜面培养→摇瓶培养→种子罐培养→繁殖罐培养→发酵罐培养→发酵产品处理。在灵芝发酵过程中，选择适当的培养基，控制发酵条件如菌种接种量、温度、酸碱度、通气量和搅拌速度等均十分重要。可采用监测菌丝体形态、菌丝体浓度、养分消耗、发酵液的外观、黏度等指标作为控制发酵最终产物质量的标准。

深层发酵培养的灵芝菌丝体及其发酵液并不等同于灵芝子实体，所含有效成分及药效也不完全相同。

DNA 指纹分析揭示灵芝的"血缘"关系

长期以来，真菌分类学家从宏观的子实体颜色、形状、大小或微观的担孢子形态及各组织中的菌丝组成与排列方式等特征对灵芝进行分类。实践证明，仅凭形态特性来鉴定灵芝，其结果并不十分可靠，存在同名异种或同种异名现象。如能配合现代分子生物学鉴定系统，对灵芝菌株的遗传特性进行分析，则可使灵芝的分类更为准确。

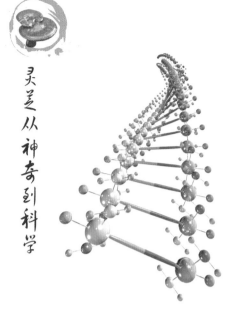

灵芝从神奇到科学

我国药典规定可入药的灵芝有赤芝（G.lucidum）和紫芝（G.sinense），可用于保健食品的真菌菌种目录中也仅有赤芝、紫芝和松杉灵芝（G.tsugae）。但是，在生产实践中栽培菌株相当混乱，同名异种或同种异名现象严重，不仅影响灵芝产品的质量，也影响对灵芝的药理或临床研究的评价，如误把松杉灵芝当作赤芝，生产出的产品被错当成赤芝的产品，用此产品进行的药理或临床试验结果也被误认为是赤芝的结果，一旦发表更会贻害无穷。

有学者曾对国内30个灵芝菌株进行DNA指纹分析，以确定它们之间的亲缘关系。30个供试灵芝菌株中原名树舌灵芝（G.applanatum）1株、薄盖灵芝（G.capense）1株、灵芝（赤芝，G.lucidum）17株、日本灵芝（G.japonicum）1株、松杉灵芝（G.tsugae）2株、Ganoderma sp.3株、台湾灵芝（G.formosanum）1株、黑灵芝（G.atrum）1株、紫芝（G.sinense）1株、泰山灵芝（G.shandongense）1株、三明灵芝（G.sanmingense）1株。经综合分析基因组DNA的结果表明，供试的灵芝菌种大部分是赤芝（17/30），其次是紫芝（6/30）和松杉灵芝（4/30），另三种尚难定论。研究结果还发现灵芝栽培菌种命名混乱，特别是赤芝和松杉灵芝混淆严重，存在同名异种或同种异名现象。

有机栽培灵芝的概念

灵芝子实体的质量取决于菌种的优劣以及对于培养条件和方法的良好控制，特别是应按《中药材生产质量管理规范》（中药材GAP）的要求进行灵芝的人工栽培。其中最重要的是生产人员的培训、菌种的鉴定、人工培养基材料（如段木、代替段木的植物或农产品下脚料等）、栽培场地和栽培用水的重金属（铅、砷、汞等）及农药含量均应符合国家标准规定，在栽培过程中不使用化学合成的农业杀虫剂，严格控制生产过程的温度、湿度、氧气和二氧化碳的浓度和光照等条件，有明确的产品质量控制标准等。

有机栽培灵芝强调要遵循自然规律和生态学原理，就是严格按照"有机栽培"的各项标准（包括中药材GAP）进行灵芝种植，且栽培灵芝的全过程均须通过国际或国内权威认证机构的有机认证。中国有机产品标识如图3-11所示。

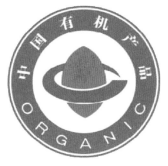

图3-11　中国有机产品标识

灵芝的化学成分和药理作用简介

灵芝子实体中含有糖类（还原糖和多糖）、三萜类、甾醇类、多肽、氨基酸、蛋白质、香豆精苷、核苷类、生物碱、挥发油、树脂、油脂及无机元素如铁、钙、镁、铜、锌、磷、硼、硒等成分。灵芝菌丝体所含成分与子实体相似，但三萜类含量低。灵芝孢子粉含有饱和脂肪酸和不饱和脂肪酸、多糖

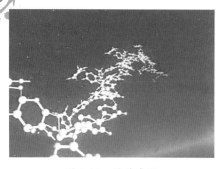

图 3-12　灵芝多糖

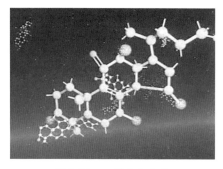

图 3-13　三萜类化合物

类、核苷类、甾醇类等成分，三萜类含量仅为子实体三萜类含量的 1/100。

灵芝多糖类（图 3-12）和三萜类（图 3-13）具有广泛的药理活性，是灵芝的主要有效成分，其他有效成分还有甾醇、小分子蛋白质、腺嘌呤核苷、生物碱等。它们的药理作用概括如下。

子实体水提取物及其所含多糖（肽）：

具有免疫调节、多靶点抗肿瘤、减轻放化疗损伤、镇静催眠和镇痛、改善实验性阿尔茨海默病动物的神经退行性病变和增强学习与记忆能力、强心与增加心肌营养性血流量、抗心肌缺血再灌注损伤、抑制实验性动脉粥样硬化形成、抗脑缺氧再复氧损伤、平喘和减轻过敏性气管肺泡炎动物的气管炎症损伤、降低血压、调节血脂、降低血糖和抑制糖尿病并发症（肾、心肌病变）、促进创伤愈合、增强 DNA 多聚酶活性、促进核酸和蛋白质合成、提高缺氧耐受力、清除自由基和抗氧化、抗衰老、抗化学性和免疫性肝损伤、抗实验性胃溃疡、抗病毒等作用。

子实体乙醇提取物及其所含三萜类化合物：

除有与多糖（肽）相似的抗化学性和免疫性肝损伤、抗肿瘤、镇痛、清除自由基和抗氧化、抗脑缺氧再复氧损伤、改善阿尔茨海默病动物的神经退行性病变和增强学习与记忆能力、抗病毒作用外，体外试验显示其还有抑制组胺释放、抑制血管紧张素转化酶活性、抑制胆固醇合成、抑制血小板凝集、抗雄激素活性（抑制 5α - 还原酶）等作用。

灵芝菌丝提取物及有效成分：

具有体内抗肿瘤、镇静催眠、强心与增加心肌营养性血流量、改善慢性气管炎动物气管的炎症损伤、降血压、调节血脂、平喘与抑制过敏介质释放、抗化学性和免疫性肝损伤、降低肥胖小鼠体重作用。

孢子粉及其提取物：

具有免疫调节、体内抗肿瘤、抑制大鼠免疫性肌炎、降低血糖和抑制糖尿病并发症（肾、心肌、睾丸和视网膜病变）、调节血脂，以及镇静催眠、抗癫痫、改善阿尔茨海默病大鼠的神经退行性病变和增强学习与记忆能力、减轻帕金森病大鼠的脑损伤和炎症反应、促进受损伤大鼠脊髓神经元再生、抗化学性肝损伤等作用。体外试验显示其抑制肿瘤细胞增殖并诱导其凋亡。从破壁灵芝孢子粉中提取的多糖具有抗肿瘤作用和免疫调节作用。灵芝孢子油具有降血脂、抗化学性肝损伤、免疫调节和抗肿瘤等作用。

其他有效成分：

灵芝蛋白 -8（LZ-8）有免疫调节作用；甾醇类化合物有抗脑缺血再灌注损伤及抗氧化、清除自由基作用；腺嘌呤核苷具有降低实验性肌强直症小鼠的血清醛缩酶水平、抑制血小板聚集、抗缺氧作用；生物碱类如灵芝生物碱甲、乙有抗炎作用。

第4章
灵芝防治慢性支气管炎、反复呼吸道感染和哮喘

灵芝通过其"扶正固本"即增强免疫功能、保护呼吸道黏膜上皮细胞、抑制过敏反应等机制，增强慢性支气管炎患者的抗感染免疫力，从而缓解慢性支气管炎患者的症状，减少发作，甚至使之痊愈。

灵芝增强免疫功能，可提高小儿反复呼吸道感染常规治疗的疗效，减少复发。

灵芝抑制过敏介质释放、抑制呼吸道炎症、调节细胞免疫，可辅助治疗支气管哮喘。

慢性支气管炎

慢性支气管炎是一种常见病、多发病，主要症状是咳嗽、咳白色黏痰，伴有细菌感染时，可咳黄色痰。病程较长，冬季易复发。致病原因多是由于吸烟、受凉、吸入粉尘、气候变化、环境污染等刺激，使气管和支气管的黏膜不断受到刺激而逐渐增厚、狭窄，支气管黏膜的黏液腺分泌增加，产生大量黏液，过多的黏液阻塞于呼吸道，成为细菌繁殖的温床，从而易引起感染。反复感染可导致气管支气管黏膜永久性增厚和瘢痕形成，进一步破坏肺的结构。慢性支气管炎也可以是慢性阻塞性肺疾病（COPD）的主要表现之一。临床上常用止咳、平喘及祛痰药进行对症治疗，急性发作时应使用抗感染药控制感染。

灵芝防治慢性支气管炎的疗效特点

早在20世纪70年代就已发现灵芝制剂（灵芝子实体提取物和灵芝菌丝及其发酵产物制剂）对慢性支气管炎和哮喘有较好的治疗效果，其特点如下。

1. 根据11个医疗机构1810例患者的统计，灵芝治疗慢性支气管炎的总有效率最高可达97.6%，最低为60.0%，多在80%左右。显效率（包括临床控制率和近期治愈率）则波动在75.0%～20.0%。各单位之间的疗效差异可能与病情不同及所用灵芝制剂、剂量以及疗程各异有关。

2. 疗效出现慢，多在用药后1～2周生效。对慢性支气管炎的咳、痰、喘三种症状均有较好疗效，延长疗程可使灵芝的疗效提高。图4-1显示灵芝制剂对慢性支气管炎咳、痰、喘症

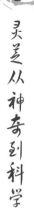

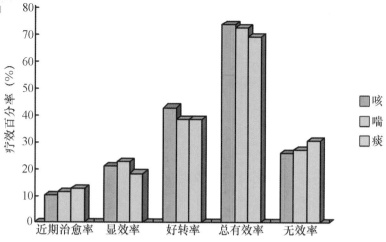

图 4-1　灵芝对慢性支气管炎症状的疗效
观察病例数：咳嗽，375 例；喘，354 例；咳痰，367 例。

状的疗效。

3. 灵芝制剂无抗菌作用，慢性支气管炎的急性发作期或合并其他严重感染时，单用灵芝疗效较差，应加用有效抗菌药物（图 4-2）。

4. 对中医分型属于虚寒型及痰湿型患者疗效较好，此类患者多表现为体虚、畏寒、咳嗽、痰多、咳白色痰。用药后，患者的体力增强，耐寒能力增强，不易感冒，咳嗽、咳痰和喘息症状显著减轻。对肺热型及肺燥型患者疗效较差，此类患者呼吸道多有感染，咳嗽、有痰、咳黄色脓痰或干咳无痰。

5. 灵芝制剂有明显的扶正固本作用，患者表现为睡眠改善、食欲增加、抗寒能力增强、精力充沛、较少感冒等。

6. 灵芝极少出现不良反应。根据 1810 例使用灵芝制剂的慢性支气管炎患者的统计资料，在用药期间，灵芝制剂极少出

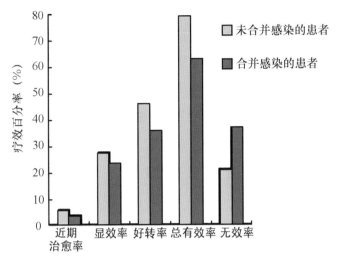

图 4-2　灵芝对慢性支气管炎的疗效
未合并感染的患者：392 例；合并感染的患者：81 例。

现不良反应。临床检验也表明，灵芝对心、肝、肾等重要脏器无明显毒性作用。这均与中医药学古籍所载灵芝"温平无毒"是一致的。极少数患者在服用灵芝制剂后，可见头晕、口鼻及咽部干燥、鼻出血、胃不适、便秘等副作用。一般无需停药，在用药过程中便自行消失。

灵芝防治反复呼吸道感染

儿童反复呼吸道感染是严重影响小儿身心健康和发育的常见病、多发病，约占呼吸道感染病例的 30%。此病以反复发作为特点。其发病机制复杂，主要与体液及细胞免疫的功能低下密切相关。儿童免疫系统结构和功能发育不完善，特别是出生6 个月左右时，来自母体的先天免疫力基本消失，而自身免疫球蛋白（Ig）、溶菌酶、补体、干扰素等产生不足，免疫功能处于较低水平，加之其呼吸系统生理功能不完善，故易患反复呼吸道感染。

灵芝不仅可防治慢性支气管炎，而且可用于防治儿童反复呼吸道感染。一些临床研究指出，从人工培养的薄树芝（*Ganoderma capense*）菌丝体中提取的薄芝糖肽注射液对儿童反复呼吸道感染有较好疗效。

临床报告：薄芝糖肽注射液治疗儿童反复呼吸道感染

廖红群等（2008）用薄芝糖肽注射液治疗儿童反复呼吸道感染，治疗组每次肌内注射薄芝糖肽注射液（每支 2 ml，含 5 mg 多糖、1 mg 多肽）2 ml，每日 1 次，10 天一个疗程；同时给予抗感染及对症治疗。对照组仅给予抗感染及对症治疗。所有病例均随访半年。以治疗后发病次数明显减少、病程缩短、临床症状减轻为显效；发病次数无明显减少，但病程缩短，临床症状减轻为有效；发病次数、病程、临床症状三项指标均无明显改善为无效。结果如下：薄芝糖肽治疗组总有效率为 92.5%，对照组总有效率为 42.5%，两组比较有显著性差异（表 4-1）。

表 4-1　薄芝糖肽治疗反复呼吸道感染的效果比较（例）

组别	例数	显效例数（占比）	有效例数（占比）	无效例数（占比）	总有效率
治疗组	80	40（40/80）	34（34/80）	6（6/80）	92.5%
对照组	80	14（14/80）	20（20/80）	46（46/80）	42.5%

$x^2 = 46.9$，$P < 0.001$。

宋惠凤等（2010）报告，将薄芝糖肽注射液 1～2 ml 用 5% 葡萄糖注射液 50～100 ml 稀释后静脉点滴，每日 1 次，10 天一个疗程，疗程不足者出院后继续每日一次肌内注射 1 ～ 2 ml，同时给予抗感染及对症治疗。对照组仅给予抗感染和对症治疗。结果：薄芝糖肽治疗组（50 例）中，显效 56%，有效 38%，无效 6%，总有效率为 94%；对照组（46 例）显效 26.1%、有效 34.8%，无效 39.1%，总有效率为 60.9%。薄芝糖肽治疗组总有效率与对照组比较有显著性差异（$P < 0.05$）。采用单向免疫扩散法测定两组治疗前及治疗结束后静脉血的免疫球蛋白 IgA、IgG、IgM 水平亦显示，治疗后薄芝糖肽治疗组 IgA、IgG、IgM 水平显著增加，而对照组治疗前后无明显改变（表 4-2）。

表 4-2　薄芝糖肽治疗组与对照组患者血清 IgA、IgG、IgM 水平比较

组别	病例数		IgA（$\bar{x}\pm s$）	IgG（$\bar{x}\pm s$）	IgM（$\bar{x}\pm s$）
治疗组	50	治疗前	0.95±0.34	7.97±2.02	1.01±0.12
		治疗后	1.10±0.40*	9.96±2.20*	1.10±0.30*
对照组	46	治疗前	0.98±0.28	7.99±1.82	1.11±0.08
		治疗后	1.01±0.21	8.21±2.10	1.12±0.11

* 与治疗前比较，$P < 0.05$。

上述结果指出，薄芝糖肽注射液与抗感染等常规治疗联合应用，可增强反复呼吸道感染患者的免疫功能，提高常规治疗的疗效，缩短病程，减少发病次数。由于静脉滴注或肌内注射不便，加之有报道个别患者应用薄芝糖肽注射液出现严重过敏反应，故对于非急性期患者，也可采用其他口服灵芝制剂。

灵芝防治支气管哮喘

支气管哮喘（简称哮喘）是一种慢性变态反应性气道炎症

性疾病，反复发作可引起肺和气道炎症、高反应性、支气管平滑肌痉挛和气道重塑。哮喘的发病机制复杂，涉及炎症、变态反应、受体失衡、遗传、环境、心理等诸多因素。多种炎性细胞（如嗜酸性粒细胞、肥大细胞等）和炎性介质〔如组胺、乙酰胆碱、白三烯 C4、肿瘤坏死因子、免疫球蛋白 E（IgE）等〕参与哮喘的病理过程。辅助性 T 细胞（Th）亚群比例（Th1/Th2）失调或功能紊乱是哮喘发病的重要免疫学机制。目前，以吸入肾上腺皮质激素为主，辅以支气管扩张药和抗过敏药的抗炎、平喘、抗过敏治疗已成为常规的治疗手段。

20 世纪 70 年代以来，药理研究发现：灵芝有抗组胺和抗胆碱，抑制过敏介质释放，抑制呼吸道炎症，调节细胞免疫等作用，为灵芝用于防治哮喘提供了理论根据。一些临床应用也发现灵芝治疗哮喘有效，如一项观察 50% 灵芝糖浆 / 酊剂（每次 15 ～ 20 ml，一日 3 次，连服 1 ～ 2 个月）治疗哮喘 103 例的疗效报告显示，66.02% 的患者服药期间发作次数减少，程度减轻，直至无发作，肺中哮鸣音消失，未加用其他治疗哮喘药物，并能正常工作或学习。

临床报告：灵芝补肺汤治疗支气管哮喘

温明春等（2012）报告了灵芝补肺汤治疗哮喘慢性持续期轻、中度患者的辅助治疗效果。将 552 例住院患者按 2003 年《支气管哮喘防治指南》的西医诊断标准及临床分期、分级标准和《中药新药临床研究指导原则》的规定，分为观察组（277 例）和对照组（275 例）。

观察组采用常规治疗＋灵芝补肺汤（灵芝 20 g，苦参 4 g，甘草 3 g）每日 1 剂，水煎，分二次服；对照组采用常规治疗＋安慰剂。常规治疗方案：两组患者治疗期间均使用吸入激素治疗，剂量视治疗前病情轻重而定。轻度哮喘持续患者，给予布地奈德干粉剂200 μg，每天2次；中度哮喘持续患者给予沙美特罗替卡松粉吸剂50/250 μg，每次1吸，每日2次（治疗前吸入激素剂量需要稳定1个月，观察期间不再更改剂量），疗程12周。治疗期间按需使用β_2受体激动剂，禁用白三烯受体拮抗剂、抗组胺药、免疫调节剂及全身用激素。疗效判定标准参照《中药新药临床研究指导原则》制定，分为：临床控制、显效、好转、无效。

结果：治疗后所有患者主要症状、体征均明显好转，症状、体征评分、肺功能以及各种理化指标均有明显改善，治疗前后比较差异有统计学意义。两组比较，观察组症状评分、IgE以及嗜酸性粒细胞百分比（EC%）较对照组改善更加显著（$P < 0.05$），见表4-3。观察组和对照组临床控制、显效、好

表4-3 治疗前后患者临床症状、体征及免疫指标的变化

组别	症状评分（$\bar{x}\pm s$）		FEV$_1$%pred（$\bar{x}\pm s$）		PEF（$\bar{x}\pm s$, L/s）	
	治疗前	治疗后	治疗前	治疗后	治疗前	治疗后
观察组	14.490± 0.840	2.820± 0.390[bc]	0.673± 0.072	0.930± 0.086[bc]	4.780± 0.680	7.320± 1.150[b]
对照组	14.320± 0.890	6.050± 0.450[a]	0.678± 0.071	0.850± 0.076[a]	4.810± 0.700	6.230± 1.120[a]

组别	总IgE（IU/ml）		EC%	
	治疗前	治疗后	治疗前	治疗后
观察组	384.600± 91.500	86.700± 68.600[bc]	6.940± 3.210	2.130± 0.830[bc]
对照组	382.100± 90.600	156.200± 79.500[b]	6.910± 3.530	4.350± 1.280[a]

FEV$_1$%pred：第1秒用力呼气量（FEV$_1$）占预计值百分比；PEF：呼气峰值流速；IgE：免疫球蛋白E；EC%：嗜酸性粒细胞百分比；治疗前后比较，[a] $P < 0.05$，[b] $P < 0.01$；两组比较，[c] $P < 0.01$。

转、无效病例数分别为 72、143、50、12 和 52、149、55、19，观察组和对照组总有效（临床控制＋显效＋好转）率分别为 95.7% 和 93.1%，两组间无显著差异（$P > 0.05$），但观察组临床控制病例显著多于对照组，无效病例显著少于对照组（$P < 0.05$）。观察组有 12 例、对照组有 3 例患者出现轻度腹胀、胃部不适，经对症处理，不影响观察。所有患者血常规，尿常规及肝、肾功能，心电图均无异常。结果指出，灵芝补肺汤对于肺气亏虚，内有蕴热证的慢性哮喘持续期患者辅助治疗效果好、安全性高。

郑碧武等（2016）将 100 例支气管哮喘患者（均符合《支气管哮喘防治指南》中的诊断标准），随机分为 2 组，每组 50 例。对照组给予常规治疗，包括补充电解质、纠正酸碱平衡紊乱、抗感染、改善通气等基础治疗，同时给予糖皮质激素雾化吸入，并按照患者病情给予 β_2 受体激动剂。观察组在常规治疗的基础上加用灵芝补肺汤（灵芝 20 g，苦参 4 g，甘草 3 g）每日 1 剂，水煎服。疗效评价标准：患者的肺部哮鸣音及咳嗽、咳痰、呼吸困难等临床症状全部消失为痊愈；大部分消失为显效；有所改善为有效；临床症状无改善或者加重为无效。总有效率＝痊愈率＋显效率＋有效率。治疗 12 周后比较两组患者的临床疗效及肺功能、免疫功能及生活质量变化情况。

结果如下：观察组总有效率为 94.0%，显著高于对照组的 80.0%（$P < 0.05$）；观察组每周哮喘发作次数、CD4 ＋、CD4 ＋/CD8 ＋明显降低，CD8 ＋、第 1 秒用力呼气量（FEV1）、用力肺活量（FVC）、FEV1/FVC 明显升高，与对照组比较，有显著差异（表 4-4，表 4-5）。根据生活质量评定量表（QOLI-74）进行心理领域、躯体功能、社会领域评分及总评分的结果，观

灵芝从神奇到科学

表 4-4　两组患者治疗前后免疫功能比较

组别	CD4＋（$\bar{x}\pm s$, %）		CD8＋（$\bar{x}\pm s$, %）		CD4＋/CD8＋（$\bar{x}\pm s$）	
	治疗前	治疗后	治疗前	治疗后	治疗前	治疗后
观察组	65.71±9.22	43.57±726*△	26.32±2.14	29.85±1.64*△	2.52±0.54	1.34±0.47*△
对照组	66.04±9.37	58.34±6.89*	26.57±1.96	27.11±1.53*	2.49±0.56	2.04±0.52*

* 与治疗前比较，$P < 0.05$；△ 与对照组比较，$P < 0.05$。

表 4-5　两组患者治疗前后肺功能比较

组别	FEV1（$\bar{x}\pm s$, L）		FVC（$\bar{x}\pm s$, L）		FEV1/FVC（$\bar{x}\pm s$）	
	治疗前	治疗后	治疗前	治疗后	治疗前	治疗后
观察组	1.64±0.76	2.61±0.93*△	2.14±0.57	2.69±0.61*△	72.51±12.67	94.04±15.24*△
对照组	1.62±0.79	2.14±0.87*	2.16±0.59	2.41±0.63*	73.42±12.81	87.12±13.46*

* 与治疗前比较，$P < 0.05$；△ 与对照组比较，$P < 0.05$。

察组均明显高于对照组（$P < 0.05$）。结果表明，灵芝补肺汤可以显著提高支气管哮喘患者的临床疗效，且明显改善了患者的肺功能、免疫功能和生活质量。

临床报告：灵芝复方 ASHMI 治疗中度支气管哮喘

Ming-Chun Wen 等（2005）在 1 期临床试验证明 ASHMI（灵芝、苦参、甘草按 20：9：3 组成的复方提取物）良好的安全性和耐受性的基础上，采用双盲法安慰剂对照临床试验观察中药复方 ASHMI 胶囊对 91 例美国中度成年哮喘患者的疗效。ASHMI 组（45 例）患者口服 ASHMI 胶囊（每粒含水提取物 0.3 g，一次 4 粒，每日 3 次）和安慰剂胶囊；泼尼松组（46 例）患者口服泼尼松片（20 mg，早晨服）和安慰剂胶囊。两组疗程均为 4 周。结果可见，两组治疗后肺功能均明显改善，表现为

FEV$_1$ 和呼气峰值流速（PEF）显著升高，泼尼松组较 ASHMI 组升高显著。临床症状评分和 β$_2$ 受体激动剂使用量减少、血清 IgE 水平显著降低，且两组降低程度相似。两组 Th2 细胞因子 IL-5、IL-13 水平显著降低，泼尼松组降低更明显。泼尼松组血清 IFN-γ 和皮质醇水平显著降低，而 ASHMI 组血清 Th1 细胞因子 IFN-γ 和皮质醇水平显著升高。两组均未观察到严重的副作用。试验结果指出，ASHMI 是治疗哮喘安全有效的替代药物。与泼尼松相比，ASHMI 对肾上腺功能无不良影响，且有益于 Th1 和 Th2 平衡。

灵芝补肺汤和 ASHMI 组方中，灵芝具有免疫调节作用，可改善哮喘时 T 细胞亚群的比例失调，抑制过敏介质释放，减轻气道的炎症反应；苦参具有抗炎、抗过敏作用，可降低哮喘患者的气道高反应性；甘草镇咳、祛痰并具有抗炎、抗过敏作用。三药组成的复方的作用是否优于方中单味药的作用？

B Jayaprakasam（2013）对灵芝、苦参、甘草组成的中药复方 ASHMI（方中三药比例与灵芝补肺汤略有不同，为 20：9：3）的组方合理性进行了拆方研究。ASHMI、灵芝、苦参、甘草的水提取物可抑制过敏性哮喘小鼠的 Th2 记忆淋巴细胞分泌 Th2 细胞因子 IL-4 和 IL-5，抑制人成纤维细胞（HLF-1）分泌嗜酸性粒细胞趋化因子，其 25% 抑制浓度（IC$_{25}$）分别为 30.9 mg/ml、79.4 mg/ml、123 mg/ml 和 64.6 mg/ml（IL-4）；30.2 mg/ml、263 mg/ml、123.2 mg/ml 和 100 mg/ml（IL-5）；13.2 mg/ml、16.2 mg/ml、30.2 mg/ml 和 25.1 mg/ml（嗜酸性粒细胞趋化因子），ASHMI 作用最强，表明三药相加具有协同作用。

灵芝的"扶正固本"与免疫调节作用

灵芝防治慢性支气管炎、反复呼吸道感染和哮喘的疗效并非一般的对症治疗，也不是直接抗感染作用，其作用究竟是如何产生的？

中医理论认为健康和疾病均属于正邪相争的不同状态，健康是由于"正气存内，邪不可干"，但此时并不一定无邪；而疾病则是"邪之所凑，其气必虚"，但治疗疾病也不一定要彻底消除病邪，只要达到"正气存内、邪不可干"即可。

慢性支气管炎是气管、支气管黏膜周围组织的慢性炎症性疾病，其发病机制复杂，与感染因素、环境因素、免疫功能障碍等有关，其中细菌感染、环境污染是外邪，免疫功能障碍则反映正气虚衰。因而治疗应扶正祛邪。

药理研究结果证明：灵芝能增强机体的非特异性免疫功能，如促进树突细胞的增殖、分化及其功能，增强巨噬细胞与自然杀伤细胞（NK 细胞）的吞噬功能，直接杀伤侵入人体的细菌、病毒。灵芝还能增强体液免疫和细胞免疫功能，如促进免疫球蛋白生成，增加 T 淋巴细胞和 B 淋巴细胞增殖反应，促进细胞因子白介素 1（IL-1）、白介素 2（IL-2）以及干扰素 γ（IFN-γ）产生等，因而，进一步增强了人体抵抗细菌、病毒感染的能力。在各种原因引起的免疫功能紊乱时，灵芝还能使紊乱的免疫功能恢复正常。灵芝多糖肽对氧化剂叔丁基氢过氧化物（tBOOH）引起的巨噬细胞氧化损伤有保护作用。从电子显微镜图像中可见：正常巨噬细胞表面布满微绒毛，而经 tBOOH 损伤的巨噬细胞表面的微绒毛几乎完全脱落，加入灵芝多糖肽则可防止微绒毛的脱落，保护巨噬细胞（图 4-3）。

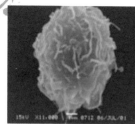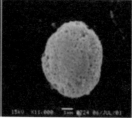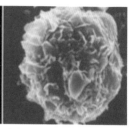

图 4-3　灵芝多糖肽对氧化剂 tBOOH 引起的巨噬细胞氧化损伤的保护作用。左起：正常组巨噬细胞；tBOOH 氧化损伤组巨噬细胞；tBOOH 氧化损伤＋灵芝多糖肽组巨噬细胞

　　此外，灵芝还能保护气管的纤毛柱状上皮细胞、杯状细胞和软骨组织，减轻吸入烟雾引起的慢性炎症病理改变。

　　可见灵芝对慢性支气管炎患者的疗效主要是通过增强机体免疫功能，预防感冒，减轻一些诱因引起的气管、支气管的慢性炎症变化而达到的。也就是灵芝扶持了正气，增加了抵御病邪的能力，做到了虽有邪，却不可干，达到了防治慢性支气管炎的目的。因此，灵芝制剂对慢性支气管炎的疗效主要是通过"扶正固本"作用而实现的。

　　灵芝所含多糖类和三萜类化合物还有抗过敏作用，如抑制皮肤过敏反应以及抑制过敏反应介质释放的作用，从而抑制致敏原诱发的呼吸道免疫性炎症反应，使气管和肺泡中炎症细胞渗出减少，此外，其还能抑制炎症介质组胺、前列腺素 E2、嗜酸性粒细胞趋化因子的释放。由于慢性支气管炎发病亦与过敏有关，故灵芝的抗过敏作用也与其防治慢性支气管炎的疗效机制有关。此外，灵芝的"扶正固本"也与其防治反复呼吸道感染以及辅助治疗支气管哮喘有关。

第 **5** 章
灵芝防治高脂血症

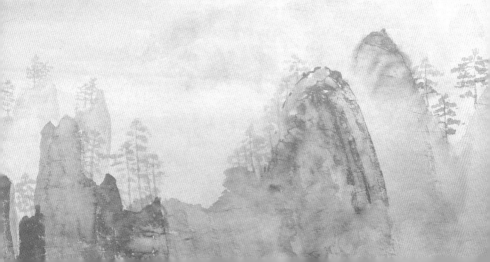

灵芝单用或与调节血脂药合用可降低血清胆固醇、三酰甘油和低密度脂蛋白水平，升高高密度脂蛋白水平。同时，还能降低全血黏度和血浆黏度，改善血液流变学障碍。灵芝的保肝作用可防止或减轻化学合成的调节血脂药物引起的肝损伤。灵芝的调节血脂作用是其对心脑血管产生保护作用的基础。

高脂血症

人体的脂质来源有内源性和外源性两种，前者由细胞自身合成，后者由饮食中摄取。当外源性脂质摄入过多时，细胞合成脂质减少，代谢、排泄增加，以维持体内脂质平衡；当外源性脂质摄入过少时则相反。当饮食中脂质过多，或人体代谢、排泄脂质的能力降低时，体内脂质平衡被打破，即产生高脂血症。此时，血浆脂质或脂蛋白（高密度脂蛋白除外）超过正常水平，可引起动脉粥样硬化。

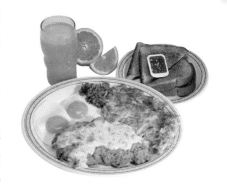

通常，临床通过检测血清总胆固醇（TC）、三酰甘油（甘油三酯，TG）、低密度脂蛋白（LDL）和高密度脂蛋白（HDL）来诊断高脂血症。成年人空腹血清 TC > 5.72 mmol/L，TG > 1.70 mmol/L，LDL > 3.10 mmol/L，诊断为高脂血症。总胆固醇在 5.2 ～ 5.7 mmol/L 者称为边缘性血脂升高。

低密度脂蛋白在体内可被胆固醇氧化酶或超氧阴离子氧化成氧化型低密度脂蛋白（ox-LDL），后者具有很强的致动脉粥样硬化作用，低密度脂蛋白水平增高是冠心病的危险因素之一。高密度脂蛋白可把过量的胆固醇从全身各处转运回肝代谢，发挥抗动脉粥样硬化作用。高密度脂蛋白水平高对人体有利，最理想的情况是高水平的高密度脂蛋白和低水平的低密度脂蛋白。

高脂血症可通过合理膳食，适当体育运动以及应用抗高脂血症药物如洛伐他汀、辛伐他汀、瑞舒伐他汀等进行治疗。

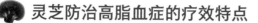

灵芝防治高脂血症的疗效特点

灵芝制剂对高脂血症有一定疗效，可单独应用，也可与常规的抗高脂血症药合用。临床疗效特点如下。

1. 灵芝制剂可不同程度地降低血清胆固醇、三酰甘油、β-脂蛋白和低密度脂蛋白（LDL）；可升高高密度脂蛋白（HDL）。

2. 灵芝制剂还能降低全血黏度和血浆黏度，改善血液流变学障碍。

3. 灵芝制剂与常规的降血脂药合用，有协同作用，可相互增强疗效。

4. 灵芝制剂治疗高脂血症的疗效与患者病情轻重、用药剂量及疗程长短等有关，一般病情为轻、中度患者疗效好，所用剂量较大、疗程较长者疗效较好。

5. 目前常用的化学合成抗高脂血症药常会引起肝损伤，合用时，由于灵芝有保肝作用可防止或减轻这些药物引起的肝损伤。

6. 用药后尚见食欲增加、睡眠改善、体力增强等扶正固本效果。

灵芝治疗高脂血症的临床报告

邢家骝等（2004）观察灵芝调脂灵对 160 例高脂血症患者的降脂疗效。患者中男性 111 例，女性 49 例；年龄 37 ～ 86 岁，平均 58 岁；合并冠心病 19 例，合并高血压 20 例，合并高血压伴冠心病 4 例，单纯高脂血症 117 例；均确诊高脂血症半年以上，虽经饮食控制、适度运动及服用降血脂药物，血脂水平仍然超过正常。灵芝调脂灵（由赤芝辅以枸杞制成）每次 50 ml，每日 2 次，1 个月为一疗程，多数服用 2 个疗程。疗效判定按卫生部（现国家卫生健康委员会）1993 年颁布的降脂新药（西药）的疗效标准进行。

结果：治疗 160 例高脂血症患者，降低总胆固醇（TC）、低密度脂蛋白-胆固醇（LDL-C）和三酰甘油（TG）的总有效率分别为 71.4%、71.4% 和 48.4%，升高高密度脂蛋白-胆固醇（HDL-C）的总有效率为 82.5%，同时对部分患者有降低血压、血糖和谷丙转氨酶（ALT）的作用。对其中的 45 例患者进行了临床随访观察，结果如下：

如表 5-1 所示，45 例随访的患者服用灵芝调脂灵后，TC、LDL-C、TG 水平均明显降低，HDL-C 水平明显升高，表明灵芝调脂灵能明显改善高脂血症患者的血脂指标。

在服用灵芝调脂灵期间没有发现其对血尿常规、血小板、血糖、ALT、肌酐、尿素氮、尿酸和心电图有不良影响；相反，在合并高血压的 13 名患者中，有 3 人血压降至正常，其中 1 例由 170/110 mmHg 降至 115/70 mmHg，停用了降压西药；另 1 例由 180/96 mmHg 降至 160/84 mmHg；第 3 例由 165/94 mmHg 降至 130/80 mmHg。1 例脂肪肝患者，4 年来 ALT 一直 > 80 U/L，服用灵芝调脂灵 1.5 个月后，ALT 为 68 U/L，3 个月后降至 56 U/L。

表 5-1 高脂血症患者服用灵芝调脂灵前后血脂的变化（45 例）

组别	TC （mmol/L）	LDL-C （mmol/L）	HDL-C （mmol/L）	TG （mmol/L）
服用前	7.38±0.21	4.84±0.14	0.91±0.02	3.76±0.27
服用后	6.40±0.26**	4.22±0.08*	1.13±0.04**	2.76±0.27**

$\bar{x}\pm SD$；* 与服用前比较，$P < 0.01$；** 与服用前比较，$P < 0.001$。

1 例高脂血症合并 2 型糖尿病患者，服用灵芝调脂灵 36 天后，空腹血糖由 7.1 mmol/L 降至 3.9 mmol/L。

黄卫祖和景爱萍（2007）也证明灵芝调脂灵口服液可显著降低高脂血症患者的 TC 和 TG。给予 30 例高脂血症患者服用灵芝调脂灵口服液，每次 20 ml，一日 2 次，疗程 3 个月。按卫生部 1993 年颁布的降脂新药（西药）的疗效标准评价疗效。显效：TC 下降 ≥ 20%，TG 下降 ≥ 40%；有效：TC 下降 > 10%，TG 下降 > 20%；无效：未达有效标准。结果：服用 3 个月后，降低 TC 的总有效（显效＋有效）率为 76.7%，降低 TG 的总有效率为 73.4%。此外，服用灵芝调脂灵口服液后患者胸闷、气短、头晕、头痛、神疲乏力、失眠和食欲差等症状都有明显的缓解和改善。1 例高脂血症合并糖尿病病史 6 年以上的患者，空腹测定血糖值为 11.0～16.0 mmol/L，服用降糖药物（利平脂）降糖效果不明显，加服灵芝调脂灵口服液 2 个月后，空腹血糖降至 7.0 mmol/L，停服降糖药物，3 个月后，血糖维持在 6.1 mmol/L 以下。2 例高脂血症合并高血压患者，在服原降压药的基础上加服灵芝调脂灵口服液后，血压降至正常。其中 1 例患者血压由 170/110 mmHg 降至 120/74 mmHg，另 1 例患者在单服降压药时血压 176/96 mmHg，加用灵芝调脂灵口服液 2 个月后，血压降至 160/84 mmHg。研究中有 4 例合并脂肪肝患者，服药 3 个月后 B 超检查显示，2 例脂肪肝消失，2 例减轻。

刘龙等（2013）选择 18～65 岁单纯血脂异常的高脂血症患者 120 例，半年内采血 2 次，血清 TC 均 ≥ 5.2 mmol/L 或 TG ≥ 1.65 mmol/L，无明显脑、心、肝、肺、肾、血液疾病，无长期服药史，自愿参加人体试食试验，并且签署知情同意书。患者随机分为治疗组和对照组各 60 例，治疗组口服灵芝海参提取物（口服液：每支 10 ml，每 1 ml 含灵芝多糖 60 mg，黏多糖 40 mg），每次 1 支，一日 3 次，对照组口服安慰剂，均连服 45 天。试食前后观察血清 TC 水平及降低百分率、TG 水平及降低百分率、HDL-C 水平及上升幅度，作为功效指标。同时观察一般状况，包括精神、睡眠、饮食、血压等；血、尿、粪常规检查；血清总蛋白（TP）、白蛋白（ALB）、谷丙转氨酶（ALT）、谷草转氨酶（AST）、尿素氮（BUN）、肌酐（Cr）、空腹血糖等血生化指标测定，作为安全性指标。结果，试食前后，治疗组 TC 明显降低，从（5.34±0.37）mmol/L 降至（4.71±0.40）mmol/L，下降率为 11.76%±6.12%（$P < 0.05$），对照组 TC 无显著变化，从（5.42±0.37）mmol/L 至（5.38±0.41）mmol/L；治疗组 TG 明显下降，从（1.81±0.19）mmol/L 降至（1.49±0.09）mmol/L，下降率为 16.63%±7.62%（$P < 0.05$），对照组 TG 无显著变化，从（1.82±0.20）mmol/L 至（1.79±0.19）mmol/L，治疗组治疗后 TC 和 TG 与对照组比较均有显著差异（$P < 0.05$）。治疗组 HDL-C 改善程度自身前后比较以及与对照组比较均无统计学差异（$P > 0.05$）。试食期间，未观察到灵芝海参提取物的不良反应。研究表明，灵芝海参提取物具有辅助降低高脂血症人群血清 TC 和 TG 的作用。

灵芝的调节血脂作用是如何产生的

药理实验证明，灵芝及其所含多糖可降低高脂血症大鼠血清 TC、LDH、TG 含量（表 5-2）。相反，可升高血清 HDL，并明显提高血清谷胱甘肽过氧化物酶（GSH-Px）和超氧化物歧化酶（SOD）活性，降低血清脂质过氧化物（LPO）的浓度。证明灵芝多糖能调节大鼠高脂血症的脂代谢并增强抗脂质过氧化的作用（表 5-3）。

表 5-2　灵芝多糖对高脂血症大鼠血清 TC、TG、HDL、LDL 的影响

组别	剂量（mg/kg）	TC（mmol/L）	TG（mmol/L）	HDL（mmol/L）	LDL（mmol/L）
正常对照组	—	1.35 ± 0.21	0.42 ± 0.23	1.22 ± 0.16	0.40 ± 0.20
高脂血症组	—	$9.13\pm2.17^{\triangle}$	$1.19\pm0.21^{\triangle}$	$0.72\pm0.16^{\triangle}$	$7.17\pm2.19^{\triangle}$
灵芝多糖组	200	$5.52\pm1.29^{**}$	$0.83\pm0.22^{**}$	$0.84\pm0.10^{*}$	$5.14\pm1.26^{**}$
灵芝多糖组	400	$6.23\pm1.75^{**}$	$0.82\pm0.22^{**}$	$0.86\pm0.12^{*}$	$5.20\pm1.22^{**}$
灵芝多糖组	800	$5.85\pm1.62^{**}$	$0.80\pm0.26^{**}$	$0.89\pm0.19^{*}$	$4.23\pm1.64^{**}$

$\bar{x}\pm s$；$n=10$；$^{\triangle}$ 与正常对照组比较，$P<0.01$；与高脂血症组比较，$^{*}P<0.05$，$^{**}P<0.01$。

表 5-3　灵芝多糖对大鼠血清 LPO、GSH-Px、SOD 活性的影响

组别	剂量（mg/kg）	LPO（10^{-9}mmol/L）	GSH-Px（U/ml）	SOD（U/ml）
正常对照组	—	5.12 ± 0.43	59.22 ± 5.16	5.02 ± 0.42
高脂血症组	—	$11.19\pm0.61^{\triangle}$	$20.72\pm6.16^{\triangle}$	$3.17\pm0.79^{\triangle}$
灵芝多糖组	200	$4.33\pm0.42^{**}$	$63.04\pm8.19^{**}$	$3.94\pm1.26^{*}$
灵芝多糖组	400	$4.62\pm0.32^{**}$	$60.16\pm6.12^{**}$	$4.70\pm1.22^{**}$
灵芝多糖组	800	$3.90\pm0.26^{**}$	$59.19\pm6.19^{**}$	$4.23\pm0.94^{**}$

$\bar{x}\pm s$；$n=10$；$^{\triangle}$ 与正常对照组比较，$P<0.01$；与高脂血症组比较，$^{*}P<0.05$，$^{**}P<0.01$。

细胞分子生物学研究结果还证明，灵芝能显著抑制 LDL 的氧化，减轻由氧化型 LDL 和人糖化白蛋白诱导的单核细胞对血管内皮细胞的黏附作用，还明显抑制氧化型 LDL 与人糖化白蛋白诱导的内皮细胞表面细胞间黏附分子 -1（ICAM-1）

和血管细胞黏附分子 -1（VCAM-1）的表达，并因此影响单核细胞 - 内皮细胞相互作用，从而防止动脉硬化的形成。

此外，灵芝所含三萜类可抑制胆固醇吸收，并抑制人体胆固醇合成过程中的限速酶 β - 羟 - β - 甲戊二酸单酰辅酶 A（HMG-CoA）还原酶，并因此抑制胆固醇合成，从而使血胆固醇水平降低。

第6章
灵芝防治高血压和心绞痛

灵芝制剂能降低高血压患者的血压，改善高血压患者的自觉症状，特别是与常规应用的降压药合用时有协同作用，使血压更易控制，并使毛细血管祥密度、直径和红细胞流速增加，血黏度降低，微循环改善。

灵芝制剂与常规治疗联合可显著改善稳定型心绞痛患者心电图缺血性变化，这一作用与灵芝抗氧化作用改善患者动脉粥样硬化病理过程以及血管内皮障碍有关。灵芝抑制患者血小板聚集和血栓形成并与其临床疗效有关。

高血压

高血压是中老年人群中一种常见的心血管疾病，发病率高，可导致心、脑、肾并发症，是冠心病、脑卒中的主要危险因素。成年人正常血压（收缩压／舒张压）应在140/90 mmHg（18.6/12.0 kPa）以下，血压高于此值即为高

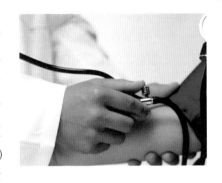

血压。高血压的病因尚不完全清楚，可能与遗传、精神紧张、膳食因素及肥胖等有关。高血压患者应在医生指导下及时使用抗高血压药物进行长期甚至终身治疗。

国内外的一些临床研究均证明，灵芝制剂能降低高血压患者的血压并改善患者的症状。此外，灵芝与降压药之间有协同作用，可增强降压药的疗效。

灵芝辅助治疗高血压的临床报告

20世纪70年代，我国的临床研究即发现灵芝煎剂及灵芝深层发酵培养液可降低高血压患者的血压，并能改善症状。

临床报告1：灵芝冻干提取物辅助治疗原发性高血压

Kanmatsuse 等（1985）观察灵芝对高血压的疗效。将53例受试者分为两组，甲组（40例）为根据世界卫生组织（WHO）标准确诊为原发性高血压患者，乙组为血压正常者或轻度升高但未达高血压诊断标准人群。甲组在原来的高血压常规治疗基

础上，每日分 2 次服用冻干灵芝提取物 6 片（每片含冻干灵芝子实体提取物 40 mg），乙组单服相同剂量的灵芝冻干提取物，两组均服药 6 个月。结果发现，甲组患者血压明显降低，其中 10% 患者收缩压降低 20 ～ 29 mmHg（2.78 ～ 4.03 kPa），47.5% 患者收缩压降低 10 ～ 19 mmHg（1.39 ～ 2.64 kPa），17.5% 患者舒张压降低 10 ～ 14 mmHg（1.39 ～ 1.95 kPa），42.5% 患者舒张压降低 5 ～ 9 mmHg（0.7 ～ 1.25 kPa）。治疗前平均血压（收缩压 / 舒张压）为 156.6/103.5 mmHg（21.8/14.4 kPa），经灵芝冻干提取物治疗 6 个月后平均血压降至 136.6/ 92.8 mmHg（18.99/12.9 kPa）。同时还发现，服用灵芝冻干提取物后，血清总胆固醇降低。而乙组受试者服用灵芝冻干提取物 6 个月未见血压明显降低。结果表明，灵芝可降低高血压患者的血压，但对正常血压无明显影响。

临床报告 2：灵芝片合并降压药治疗难治性高血压

张国平等（1999）用双盲法安慰剂对照的临床研究证明，灵芝与降压药之间有协同作用，可显著增强降压药的疗效。纳入研究的患者均为按世界卫生组织（WHO）诊断标准诊断为原发性高血压的患者。40 例患者均采用包括常用降压药血管紧张素转化酶抑制剂卡托普利（25 mg，每日 3 次）或钙通道阻滞剂尼莫地平（20 mg，每日 3 次）在内的常规治疗不少于 1 个月且无效，在此基础上合用灵芝片（灵芝组）或安慰剂（安慰剂组）。灵芝片系灵芝子实体热水提取物冻干而成，每片含灵芝提取物 55 mg，相当于灵芝子实体 1.375 g。安慰剂片不含灵芝，只含赋形剂。其中，27 例加服灵芝片，每次 2 片，每日 3 次。13 例加服安慰剂片作为对照。结果发现，在加服灵芝片前，灵芝组患者的血压均高于 140/90 mmHg

（18.67/12.00 kPa），加服灵芝片后2周血压即开始显著降低，至加药后3个月血压均降至140/90 mmHg（18.67/12.00 kPa）以下，同时检测的主动脉压和毛细血管压亦显著降低，甲皱微循环也明显改善。而单用安慰剂片的患者上述指标均无明显改善。

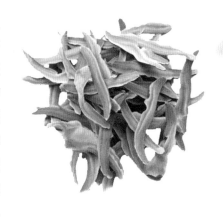

灵芝片与降压药之间的这种协同作用可能与灵芝能增加毛细血管祥密度、直径和红细胞流速，使微循环改善有关（表6-1，表6-2）。

此外，加用灵芝片3个月后，高血压患者血糖水平明显降低，加药前后血糖分别为（5.81±1.67）mmol/L 和（4.73±0.98）mmol/L，有显著差异（$P < 0.05$）。但用药前后，两组胆固醇、三酰甘油和高密度脂蛋白水平均无明显变化。

进一步研究还发现，加用灵芝片后，在降压的同时血黏度亦降低，表现为5种血液黏滞性参数（高切变率和低切变率全血黏度、血浆黏度、血细胞比容、红细胞沉降率）均显著降低

表6-1　灵芝组与安慰剂组患者的血压变化（单位：kPa）

指标	灵芝组（$n = 27$）		安慰剂对照组（$n = 13$）	
	用药前	用药后	用药前	用药后
大动脉收缩压	20.7±2.33	18.83±2.04*	21.49±2.78	21.08±1.91
大动脉舒张压	12.59±1.48	11.54±1.01*	12.4±1.74	12.38±1.10
小动脉收缩压	17.61±2.23	16.12±1.69*	18.69±2.01	18.47±2.03
小动脉舒张压	10.43±1.41	9.77±1.26**	10.87±1.86	11.08±1.05
毛细血管压	6.81±1.73	5.59±1.17*	7.22±1.43	7.38±1.69

与本组用药前及安慰剂组用药后比较，* $P < 0.01$，** $P < 0.05$。

表 6-2 灵芝组与安慰剂组患者的甲襞微循环变化

指标	灵芝组（n = 27）		安慰剂对照组（n = 13）	
	用药前	用药后	用药前	用药后
管襻密度（条／毫米）	6.88±1.26	8.28±3.96*	7.08±1.41	7.16±1.85
输入支口径（μm）	6.76±2.48	8.95±2.58**	7.27±3.33	8.88±3.37
输出支口径（μm）	10.05±3.43	12.21±3.63**	10.85±3.85	12.85±5.07
管襻内 RBC 流速（μm/s）	444.4±277.99	566.67±276.22	538.46±317.53	438.46±258.81

与本组用药前及安慰剂组用药后比较，* $P < 0.01$，** $P < 0.05$。

（表 6-3）。同时，加用灵芝片组患者血浆一氧化氮（NO）水平显著升高，且 NO 水平升高与毛细血管压降低之间呈正相关。结果指出，灵芝与降压药长期合用可显著降低难治性高血压患者的血压。灵芝引起血浆 NO 增加，可能是其改善微循环的原因之一。

表 6-3 灵芝组与安慰剂组患者的血液流变学变化

指标	灵芝组（n = 27）		安慰剂对照组（n = 13）	
	用药前	用药后	用药前	用药后
全血黏度，高切变率（80/s）	5.88±1.52	5.34±0.72*	5.74±1.09	5.98±1.06
全血黏度，低切变率（20/s）	7.33±1.82	6.35±0.96**	7.62±1.95	7.90±1.48
血浆黏度	1.71±0.12	1.58±0.11**	1.74±0.09	1.71±1.18
血细胞比容（%）	0.45±0.05	0.39±0.04**	0.45±0.05	0.45±0.05
红细胞沉降率（mm/h）	14.89±12.45	10.83±4.22*	13.62±11.86	13.01±9.17

与本组用药前及安慰剂组用药后比较，* $P < 0.05$，** $P < 0.01$。

以上结果指出，灵芝提取物制剂对高血压确有一定疗效，特别是与常规应用的降压药合用时有协同作用，使血压更易控制。此外，灵芝提取物制剂还能改善高血压患者的自觉症状。

灵芝辅助降血压作用的机制

药理研究发现，灵芝确有降压作用。在自发性高血压大鼠，给予灵芝菌丝体粉，可明显降低血压，同时血浆及肝中的胆固醇含量也降低。最近的一项研究还发现，灵芝菌丝中存在4种不同的抗高血压相关蛋白，可对血压进行调节。灵芝多糖还可降低实验性高血压大鼠主动脉平滑肌中超氧化物的含量，并使高血压大鼠主动脉平滑肌中过高的氧自由基水平降至正常水平，使降低的超氧化物歧化酶（SOD）活性增强。推测灵芝的这种作用与其防治高血压有关。

灵芝的降压作用也与其所含三萜类成分有关，如从灵芝的 70% 甲醇提取物中获得的 5 个三萜类化合物——灵芝酸（ganoderic acid）K、灵芝酸 S、灵芝醛 A（ganoderal A）、灵芝醇 A 和 B（ganoderol A，B）均能抑制血管紧张素转化酶。该酶活性增高，可致血压升高。因此，灵芝所含三萜类抑制血管紧张素转化酶活性，可能与其降压作用有关。

灵芝治疗心绞痛

心绞痛（angina pectoris）是由于冠状动脉供血不足引起的心肌急剧和暂时的缺血和缺氧综合征。心肌缺血可由于心肌氧的需求增加超过病变冠状动脉供血能力引起，或由于冠状动脉供血减少造成，或两者同时存在。冠状动脉粥样硬化和冠状动脉痉挛、心肌肥大以及心肌病往往是心肌缺血和缺氧的主要原因。心绞痛发病的特点为阵发性的前胸压榨性疼痛感觉，可伴有其他症状，疼痛主要位于胸骨后部，可放射至心前区与左上肢，常发生于劳动或情绪激动时，每次发作 3～5 min，可数日一次，也可一日数次，休息或用硝酸酯制剂后消失。本病多见于男性，多数患者在 40 岁以上，情绪激动、劳累、饱食、受寒、阴雨天气、急性循环衰竭等为常见的诱因。

稳定型心绞痛（stable angina pectoris）是心绞痛的一个类型，是指在相当长的一段时间内（1979 年 WHO 规定病程稳定 1 个月以上）病情比较稳定，心绞痛发生的频率、持续时间、诱因及缓解方式均相当固定。

降低心肌耗氧量和扩张冠状动脉以改善冠状动脉供血是治疗心绞痛的主要对策，临床常用硝酸酯类、钙通道阻滞剂、血管紧张素转化酶抑制剂、β 受体阻滞剂治疗。

药理研究证明，灵芝及其有效成分能调节血脂；扩张冠状动脉，增加冠状动脉血流量，增加心肌营养性血流量，改善心肌微循环，增加心脏的供氧；改善血管平滑肌细胞的炎症反应，减少炎症因子诱导血管平滑肌细胞增殖，防止血管内皮细胞凋亡，缓解动脉粥样硬化的发生；减轻心肌缺血再灌注损伤。这些药理作用为灵芝及其有效成分治疗心绞痛奠定了理论基础。

🍄 灵芝辅助治疗心绞痛的临床报告

临床报告 1：灵芝菌合剂对稳定型心绞痛的临床疗效观察

陈晓英等（2006）报告，89 例诊断为稳定型心绞痛患者，症状发作时 2 个以上导联出现暂时性 ST 段压低 0.1 mV 以上，发作缓解后恢复原有水平，或心电图监测提示有心肌缺血表现，或冠状动脉造影显示至少一支冠状动脉主要分支狭窄≥70%或主干≥50%或有心肌梗死史。所有病例均非变异型心绞痛，均无房室传导阻滞、心功能不全表现。随机分为两组，常规治疗组44例（男性26例，女性18例），年龄36～83岁（平均59岁）。灵芝菌合剂组45例（男性28例，女性17例），年龄38～80岁（平均58岁）。两组病例一般资料具有可比性。灵芝菌合剂组在常规治疗基础上加服灵芝菌合剂（赤芝经深层发酵制成的混悬液），每次20 ml，一日3次。两组均治疗（30±2）天。观察患者的心率、血压及症状改善情况。治疗前后分别作24 h动态心电图。患者每日记录心绞痛发作次数、舌下含服硝酸甘油用量及其他症状。疗效评价标准为显效：心绞痛消失或减少90%以上，不用硝酸甘油；改善：心绞痛次数及硝酸甘油用量减少50%～90%；无效：症状及硝酸甘油用量的减少未达到有效标准。

结果发现，灵芝菌合剂组显效31例、有效12例、无效2例；常规治疗组显效26例、有效14例、无效4例。两组治疗后与治疗前比较，心率、收缩压、率压乘积（与心肌耗氧量、心脏负荷成正比）均下降，有显著差异（$P < 0.01$），但两组间比较，治疗后与治疗前的心率、收缩压、率压乘积均无明显差异（$P > 0.05$）（表6-4）。两组间治疗前的24 h缺血发作次数、ST段最大下降幅度、总缺血时间均无显著差异（$P > 0.05$），治疗后与治疗前比较，两组24 h缺血发作次数、ST段最大下降幅度、总缺血时间均显著减少（$P < 0.01$）。灵芝菌合剂组治疗后24 h缺血发作次数、ST段最大下降幅度、总缺血时间均明显低于常规治疗组（$P < 0.01$）（表6-5）。初步研究结果指出，灵芝菌合剂与常规治疗联合治疗稳定型心绞痛有协同作用。

表 6-4　两组心率、收缩压以及率压乘积间的比较（$\bar{x}\pm s$）

组别	例数	心率（次/分）		收缩压（mmHg）		率压乘积	
		治疗前	治疗后	治疗前	治疗后	治疗前	治疗后
常规治疗组	44	85±5	62±6*	129.0±21.8	111.0±17.5*	10 323.0±1000.5	6500.0±987.5*
灵芝菌合剂组	45	83±5	60±5*	130.0±23.3	110.0±16.5*	10 215.0±983.8	6400.0±700.8*

* 各组治疗前后比较，$P < 0.01$。

表 6-5　两组动态心电图检查结果比较（$\bar{x}\pm s$）

组别	例数	24 h 缺血发作次数		ST 段最大下降幅度（mV）		总缺血时间（ST 段下降总时间）（min）	
		治疗前	治疗后	治疗前	治疗后	治疗前	治疗后
常规治疗组	44	13.0±2.3	4.0±1.5*	0.20±0.03	0.09±0.03*	25.0±2.8	7.2±2.0*
灵芝菌合剂组	45	14.0±2.5	2.0±0.9*△	0.20±0.02	0.05±0.02*△	26.0±3.0	3.8±1.7*△

* 各组治疗前后比较，$P < 0.01$；△ 灵芝菌合剂组治疗后与常规治疗组比较，$P < 0.01$。

临床报告 2：灵芝多糖肽对动脉粥样硬化高风险患者和稳定型心绞痛患者的抗氧化作用

Djanggan Sargowo 等（2018）采用单盲法治疗前后对照临床试验，观察灵芝（G.lucidum）多糖肽（PsP）对动脉粥样硬化高风险患者（37 例）和稳定型心绞痛患者（34 例）的疗效。患者每次口服 PsP（冻干粉）250 mg（含 D- 葡聚糖 180 mg），一日 3 次，共 90 天。稳定型心绞痛患者在服用 PsP 同时，继续原来的用药。结果显示，治疗前后，动脉粥样硬化高风险患者和稳定型心绞痛患者的收缩期与舒张期血压均无明显改变。动脉粥样硬化高风险患者的血浆 SOD 水平从治疗前（3.12±0.70）U/ml 轻度增加至治疗后（3.62±4.26）U/ml（$P = 0.22$），但稳定型心绞痛患者的血浆 SOD 水平从治疗前（3.41±0.46）U/ml 增加到治疗后（5.79±4.19）U/ml（$P = 0.001$）。两组患者的血浆 MDA 浓度分别从治疗前的（114.13±24.56）U/ml 和（95.63±21.27）U/ml 减少至治疗后的（36.84±28.39）U/ml 和（44.84±50.95）U/ml（$P = 0.000$）。两组患者的血液循环内皮细胞显著减少，分别从治疗前的（7.38±4.44）/μl 和（7.91±9.11）/μl 减少至治疗后的（2.23±3.05）/μl 和（1.76±1.56）/μl（$P = 0.000$），内皮祖细胞也分别从治疗前的（12.94±6.97）/μl 和（15.11±7.44）/μl 减少至（6.10±3.95）/μl 和（6.14±5.30）/μl（$P = 0.000$）。结果指出，PsP 可能是一种改善动脉粥样硬化高风险以及稳定型心绞痛患者的动脉粥样硬化病理过程以及血管内皮功能障碍的抗氧化剂。

临床报告 3：灵芝抑制老年与老年前期心血管疾病患者血小板聚集

陶军、冯克燕（1991）报告，老年及老年前期患者 33 例（男性 28 例，女性 5 例）。年龄 50～79 岁（平均 64 岁）。其中心肌梗死 22 例（病程 6 月至 12 年），脑血栓形成 9 例（病程 9～19 年），糖尿病 2 例（病程 9～19 年），试验前 1 周停用一切影响血小板功能的药物。体内给药试验：测定空腹患者血小板聚集作对照，然后口服灵芝 1 g，每日 3 次，服用 2 周后再做血小板聚集试验，比较服用灵芝前后血小板聚集率的变化。对其中 20 例患者还采静脉血进行体外血栓形成测定。结果：患者口服灵芝后，用二磷酸腺苷（ADP）2 μm 和 3 μm 诱导的 1 min 和 5 min 的血小板聚集和最大血小板聚集呈现不同程度的抑制，与服药前比较有显著差异（$P < 0.01$）（表 6-6）。体外血栓形成测定结果显示，与服用灵芝前比较血栓长度、湿重和

干重差异均有显著减少（$P < 0.05$，$P < 0.01$）（图 6-1）。此外，15 例健康志愿者静脉血体外血小板聚集抑制试验结果也显示，与生理盐水对照比较，灵芝 0.25 mg/ml、0.5 mg/ml 和 1.0 mg/ml 对血小板聚集具有显著抑制作用，最大聚集抑制率分别为 27.65%、51.47% 和 81.92%（$P < 0.01$）。结果表明，灵芝具有抑制血小板聚集和血栓形成的作用。因此，可考虑将灵芝用于预防动脉血栓形成，阻抑血小板活性增强的心、脑血管疾病和动脉粥样硬化的发生和发展，并需要进行进一步临床研究。

表 6-6　灵芝治疗对 ADP 诱导的血小板聚集作用的影响

		2 μm	3 μm
1 min	治疗前	27.23±2.02	30.59±2.70
	治疗后	19.31±2.10*	26.70±2.23
5 min	治疗前	56.65±4.04	65.19±3.37
	治疗后	39.44±4.49*	54.17±3.53*
最大	治疗前	58.63±4.06	67.12±3.40
	治疗后	41.43±4.74*	55.33±3.46*

* 与治疗前比较，$P < 0.01$。

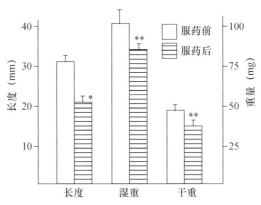

图 6-1　老年及老年前期患者接受灵芝治疗对体外血栓形成的影响
$n = 20$，* $P < 0.05$，** $P < 0.01$

第 **7** 章
灵芝防治糖尿病

临床研究发现，灵芝制剂可降低糖尿病患者的血糖，改善患者的症状，与降糖药合用除可增强其降血糖作用外，还可改善胰岛素抵抗和氧化应激损伤。灵芝调节血脂，降低全血黏度和血浆黏度，改善患者的血液流变学障碍，可能与其延缓、减轻糖尿病血管病变及相关合并症的发生有关。

🍄 糖尿病

2016年4月，世界卫生组织（WHO）首次发布《全球糖尿病报告》，指出全球糖尿病患者近40年增加了3倍，其中多数生活在发展中国家。报告指出，全球18岁以上人群中，1980年糖尿病患者为1.08亿，2014年已增至4.22亿，占全球总人口的

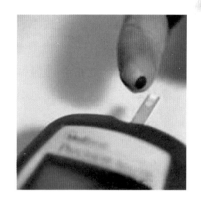

8.5%。2012年糖尿病直接导致150万人死亡，与高血糖相关的心血管疾病和其他疾病致死人数则达到220万，WHO预测，至2030年，糖尿病将成为人类第7大致死病因。目前，我国糖尿病的患病率不断上升，主要大城市的患病率已超过10%。其发病与饮食、遗传、环境因素和免疫系统功能紊乱有密切关系。

糖尿病的主要临床表现为血糖升高、多饮、多食、多尿、消瘦、乏力、抵抗力降低等。血糖升高的标准为：空腹血糖 $\geqslant$ 7.8 mmol/L（140 mg/dl）；餐后 2 h 血糖 $\geqslant$ 11.1 mmol/L（200 mg/dl）。最近，糖尿病诊断和分类的国际专家委员会建议使用空腹血糖诊断糖尿病，将区分糖尿病和非糖尿病的标准从空腹血糖 $\geqslant$ 7.8 mmol/L（140 mg/dl）降到 $\geqslant$ 7.0 mmol/L（126 mg/dl），并将正常空腹血糖定义为 < 6.1 mmol/L（110 mg/dl）。越来越多的证据表明，空腹血糖达到 5.6 mmol/L（100 mg/dl）时，糖尿病的危险性增加。

糖尿病本身并不可怕，可怕的是糖尿病可导致多种严重的合并症，如心、脑血管病变，主要是高脂血症、动脉硬化引起

的高血压、冠心病和脑供血不足等；肾小球血管硬化，导致糖尿病肾病甚至肾衰竭；视网膜动脉硬化导致糖尿病视网膜病变，出现视物模糊，甚至失明；多发性周围神经炎及足趾坏疽等。糖尿病患者死于心脑血管合并症者占 60% 以上，死于肾病者约占 12%。因此，除降血糖外，治疗糖尿病还要预防或治疗合并症。目前用于治疗糖尿病的药物较多，如各种胰岛素制剂、口服降糖药等。

灵芝虽对一些糖尿病患者有降血糖作用，但对于多数患者尚应与降糖药合用发挥协同作用，增强疗效，延缓或减轻合并症。在血糖控制较好的情况下，可酌情减少降糖药的剂量，以减少药物不良反应。灵芝的保肝作用还可减轻或预防一些口服降糖药对肝的损伤。

灵芝辅助治疗糖尿病及其合并症的临床报告

临床报告 1：灵芝胶囊增强口服降糖药的作用

在 2002 年国际灵芝专题研讨会（上海）上，一项临床研究报告证明，灵芝胶囊（每粒 0.25 g，含灵芝浸膏粉和灵芝孢子粉）可显著增强常规口服降糖药对 2 型糖尿病患者的降血糖作用。对照组（30 例）单用常规口服降糖药，灵芝组（100 例）服用灵芝胶囊联合常规口服降糖药。两组治疗前空腹血糖无明显差异。治疗后灵芝组血糖较治疗前显著降低，且与治疗后对照组比较也有显著差异。但两组患者的血清胰岛素水平均无明显变化（表 7-1）。灵芝胶囊在增强降糖药的作用同时，还明显改善患者的头晕、口渴、疲劳、腰酸、腿软等症状。

表 7-1 灵芝胶囊与常规口服降糖药合用对糖尿病患者的血糖和血清胰岛素
水平的影响

组别	例数		空腹血糖（mmol/L）	空腹胰岛素（U/ml）
对照组	30	治疗前	9.74 ± 1.84	9.00 ± 1.98
		治疗后	$7.18 \pm 2.30^{*}$	8.71 ± 1.65
灵芝组	100	治疗前	9.37 ± 1.02	8.77 ± 2.72
		治疗后	$6.24 \pm 1.18^{**\triangle}$	8.43 ± 2.26

$\bar{x} \pm s$；与治疗前比较，$^{*} P < 0.01$，$^{**} P < 0.001$；$^{\triangle}$ 与对照组比较，$P < 0.05$。

临床报告 2：灵芝颗粒辅助治疗 2 型糖尿病

何燕铭等（2015）观察灵芝颗粒对 2 型糖尿病患者糖代谢、胰岛素敏感性及氧化应激水平（oxidative stress）的影响。选择按照 WHO 诊断标准符合 2 型糖尿病患者 75 例，年龄 18～75 岁，未使用胰岛素，单纯西药治疗，7.0 mmol/L＜空腹血糖＜10.0 mmol/L，治疗方案至少在 3 个月内没有改变。将患者随机分为两组：灵芝组 47 例，在西药常规治疗基础上加用灵芝颗粒（灵芝子实体水提取物制粒，每包 10 g）每日 1 包，分 2 次服用；对照组 28 例，在西药常规治疗基础上加用安慰剂颗粒（含 1/10 有效剂量灵芝颗粒及填充辅料）。参照卫生部《中药新药临床研究指导原则》中糖尿病症状分级量化表对患者进行中医症状评分，按无、轻、中、重，分别评 0、1、2、3 分，治疗前后评价中医症状变化。根据中医证候积分，灵芝组：痊愈 5 例（10.6%），显效 21 例（44.7%），有效 16 例（34.0%），无效 5 例（10.6%），总有效率 89.4%；对照组：痊愈 1 例（3.6%），显效 4 例（14.3%），有效 8 例（28.6%），无效 15 例（53.6%），有效率 46.4%。两组有效率有显著差异（$P < 0.05$）。治疗 8 周后，灵芝组患者的餐后血糖、糖化血清白蛋白、胰岛素抵抗指数（HOMA-IR）及丙二醛（MDA）均有明显降低，并显著优

于对照组（表 7-2 至表 7-4）。结果说明，灵芝颗粒能有效改善 2 型糖尿病患者的糖代谢、胰岛素敏感性和氧化应激水平。

表 7-2　治疗前后空腹血糖、餐后 2 h 血糖、糖化血清白蛋白的比较

组别		例数	空腹血糖（mmol/L）	餐后 2 h 血糖（mmol/L）	糖化血清白蛋白（%）
对照组	治疗前	28	7.41±1.80	10.46±2.94	18.35±2.80
	治疗后	28	7.95±2.53	11.54±4.13	18.02±3.05
灵芝组	治疗前	47	7.90±2.44	11.19±4.45	18.84±4.17
	治疗后	47	7.31±2.08	9.24±3.66*△	16.86±2.81*

$\bar{x}\pm s$；* 与治疗前比较，$P < 0.01$；△ 与对照组比较，$P < 0.01$。

表 7-3　治疗前后空腹胰岛素、C 肽、HOMA-IR 的比较

组别		例数	空腹胰岛素（uIU/ml）	C 肽（pmol/L）	HOMA-IR
对照组	治疗前	28	12.89±4.34	179.62±54.04	4.17±1.62
	治疗后	28	12.46±3.82	168.61±41.68	4.40±2.17
灵芝组	治疗前	47	13.15±6.30	186.00±52.74	4.88±3.85
	治疗后	47	10.21±4.10*△	156.06±47.57*	3.23±1.70*△

$\bar{x}\pm s$；* 与治疗前比较，$P < 0.01$；△ 与对照组比较，$P < 0.05$。

表 7-4　治疗前后 SOD、MDA 比较

组别		例数	SOD（U/ml）	MDA（mmol/L）
对照组	治疗前	28	71.70±16.03	3.82±0.91
	治疗后	28	70.41±11.13	3.53±0.74*
灵芝组	治疗前	47	74.95±16.90	3.89±1.17
	治疗后	47	66.40±15.62*	3.12±0.89**△

与治疗前比较，* $P < 0.05$，** $P < 0.01$；与对照组比较，△ $P < 0.05$。

临床报告 3：灵芝颗粒对 2 型糖尿病患者糖代谢及炎症因子的干预作用

范朝华等（2018）报告，58 例年龄 18 ～ 75 岁的 2 型糖尿病（T2DM）患者，年龄 18 ～ 75 岁，空腹血糖（FPG）控制在

7.0 ～ 10.0 mmol/L，且餐后 2 h 血糖（2 hPG）＜ 15.0 mmol/L，患者的纯西药治疗方案在 3 个月内无改变。随机将患者分为 2 组。2 组均予常规糖尿病药物治疗，治疗组 29 例加灵芝颗粒（灵芝子实体水提取物制成颗粒，每包 10 g，每次 1 包，一日 2 次）治疗；对照组 29 例加安慰剂（1/10 有效剂量灵芝颗粒及填充辅料制成）治疗。2 组疗程均为 12 周。观察 2 组治疗前后血糖指标［空腹血糖（FPG）、餐后 2 h 血糖（2 hPG）、糖化血红蛋白（HbA1c）、空腹胰岛素（FINS）、胰岛素抵抗指数（HOMA-IR）］变化，炎症因子：肿瘤坏死因子 α（TNF-α）、白细胞介素 6（IL-6）、脂联素（APN）、瘦素（LP）变化，以及体重指数（BMI）变化。结果可见，治疗组治疗后 2 hPG、HbA1c 及 HOMA-IR 均较本组治疗前降低（$P < 0.05$）；治疗后治疗组 2 hPG、HbA1c 均低于对照组（$P < 0.05$）（表 7-5）。治疗组治疗后 APN 较本组治疗前升高（$P < 0.05$），LP 降低（$P < 0.05$）；治疗后治疗组 APN 高于对照组（$P < 0.05$），LP 低于对照组（$P < 0.05$）（表 7-6）。两组治疗后 BMI 均较本组治疗前降低（$P < 0.05$）。结果指出，灵芝颗粒治疗 T2DM 能明显改善患者血糖指标及胰岛素抵抗程度，其作用机制可能与

表 7-5　两组治疗前后 FPG、2 hPG、HbA1c、FINS 及 HOMA-IR 变化比较

	治疗组（$n = 29$）		对照组（$n = 29$）	
	治疗前	治疗后	治疗前	治疗后
FPG（mmol/L）	7.69±1.13	7.31±1.59	7.91±1.19	7.68±1.69
2 hPG（mmol/L）	11.22±2.31	10.04±2.27*△	11.28±2.12	11.43±2.70
HbA1c（%）	8.10±1.49	7.30±1.26*△	7.53±1.26	7.46±1.30
FINS（mU/L）	10.72±2.11	10.42±2.59	10.28±1.49	10.32±1.52
HOMA-IR	3.67±0.94	3.33±0.91*	3.61±0.71	3.48±0.65

* 与本组治疗前比较，$P < 0.05$；△ 与对照组治疗后比较，$P < 0.05$。

表 7-6　两组治疗前后炎症因子 TNF-α、APN、LP 及 IL-6 变化比较

	治疗组（$n = 29$）		对照组（$n = 29$）	
	治疗前	治疗后	治疗前	治疗后
TNF-α（ng/L）	23.43±9.98	22.72±8.66	22.92±10.15	23.12±9.27
APN（mg/L）	19.29±5.71	19.93±6.65*△	18.88±5.54	17.54±3.43
LP（mg/L）	25.45±9.08	20.43±7.81*△	23.78±8.52	23.50±7.24
IL-6（ng/L）	9.75±3.53	9.04±3.54	9.39±3.78	10.14±3.30

* 与本组治疗前比较，$P < 0.05$；△ 与对照组治疗后比较，$P < 0.05$。

该药有效调控炎症因子中 APN、LP 水平有关。

临床报告 4：复方灵芝降糖胶囊联合西格列汀治疗糖尿病

于水生（2022）依据《中国 2 型糖尿病防治指南》，并经测试空腹血糖确诊为糖尿病的患者 118 例，随机分为西药组和联合组，每组各 59 例。西药组患者口服盐酸二甲双胍片每次 0.5 g，3 次 / 日，西格列汀片每次 100 mg，1 次 / 日，共治疗 3 个月。联合组在西药组基础上口服复方灵芝降糖胶囊（由灵芝、黄芪、三七组成）进行治疗，4 粒 / 次，3 次 / 日，共治疗 3 个月。比较分析两组临床疗效、不良反应发生情况及治疗前后的血糖和血脂水平、胰岛功能相关参数。

结果：联合组总有效率（98.31%）比西药组（83.05%）显著提高（$P < 0.05$）。治疗后，与西药组比较，联合组的空腹血糖（FPG）、餐后 2 h 血糖（2 hPG）、糖化血红蛋白（HbA1c）、低密度脂蛋白胆固醇（LDL-C）水平显著降低，高密度脂蛋白胆固醇（HDL-C）水平显著升高（表 7-7）。与西药组比较，治疗后联合组空腹胰岛素（FINS）、C 肽（C-P）、胰高血糖素（GC）、胰岛素抵抗指数（HOMA-IR）水平显著降低；胰岛 β 细胞功能指数（HOMA-β）水平显著增高（表 7-8）。西药

表 7-7 两组血糖和血脂水平比较

组别	例数	FPG（mmol/L）		2 hPG（mmol/L）		HbA1c（%）		LDL-C（mmol/L）		HDL-C（mmol/L）	
		治疗前	治疗后	治疗前	治疗后	治疗前	治疗后	治疗前	治疗后	治疗前	治疗后
西药组	59	10.57± 1.57	7.25± 0.94*	15.25± 2.14	9.11± 1.23*	8.70± 1.06	6.59± 0.83*	3.63± 0.49	3.05± 0.46*	1.09± 0.24	1.68± 0.31*
联合组	59	10.65± 1.58	5.34± 0.81*△	15.64± 2.16	7.02± 0.90*△	8.72± 1.08	5.86± 0.72*△	3.65± 0.51	2.51± 0.39*△	1.08± 0.23	2.24± 0.36*△

$\bar{x}\pm s$，*与治疗前相比，$P < 0.05$；△与西药组治疗后比较，$P < 0.001$。

表 7-8 两组胰岛功能相关参数比较

组别	例数	FINS（mU/L）		C-P（ng/mL）		GC（pg/mL）		HOMA-IR		HOMA-β	
		治疗前	治疗后	治疗前	治疗后	治疗前	治疗后	治疗前	治疗后	治疗前	治疗后
西药组	59	13.92± 2.81	10.23± 2.03*	4.10± 0.82	2.76± 0.45*	119.55± 11.96	94.58± 9.46*	6.09± 1.20	3.20± 0.64*	40.25± 8.06	63.25± 12.65*
联合组	59	14.03± 2.85	7.61± 1.40*△	4.17± 0.83	2.19± 0.43*△	120.35± 12.04	83.25± 8.33*△	6.12± 1.22	1.90± 0.48*△	40.18± 8.03	80.33± 16.06*△

$\bar{x}\pm s$，*与治疗前相比，$P < 0.05$；△与西药组治疗后比较，$P < 0.001$。

组和联合组的不良反应（上腹不适、恶心、头晕、咽痛）发生率分别为 5.08% 和 6.78%，两者相近（$P > 0.05$）。结果指出，复方灵芝降糖胶囊联合西格列汀治疗糖尿病效果显著，与单用西格列汀比较，联合应用明显降低血糖和血脂水平，改善胰岛功能相关参数，且安全性较高。

临床报告 5：复方灵芝健肾汤辅助治疗早期糖尿病肾病

刘晓利和吴玉梅（2016）为观察复方灵芝健肾汤对早期糖尿病肾病的疗效，将 48 例早期糖尿病肾病患者随机分为灵芝组 26 例，对照组 22 例，两组均用降压药缬沙坦（Valsartan）为基础常规治疗，灵芝组再加用复方灵芝健肾汤（灵芝、川芎各 90 g，黄芪、虫草精各 60 g，水煎取汁 200 ml，分二次服），疗程 12 周。结果：治疗后灵芝组和对照组总有效率分别为 87.5% 和 68.2%，灵芝组显著高于对照组（$P < 0.01$）。治疗后两组空腹血糖（FBG）、餐后 2 小时血糖（2 hPG）及血清糖化血红蛋白（HbA1c）水平无显著差异（表 7-9），灵芝组尿液血管收缩素原（AGT）、胰岛素样生长因子 -1（IGF-1）及尿微量白蛋白排泄率（UAER）均较治疗前下降，与对照组比较有显著差异（表 7-10）。相关分析显示，UAER 与尿液 AGT、IGF-1 水平均呈正相关（$P < 0.01$），表明复方灵芝健肾汤能显著提高早期糖尿病肾病患者常规治疗的疗效，其机制可能与降低尿液 AGT 及 IGF-1 水平有关。

表 7-9　两组患者治疗前后血糖指标比较

组别	n	FBG（mmol/L）		2hPG（mmol/L）		HbA1c（%）	
		治疗前	治疗后	治疗前	治疗后	治疗前	治疗后
对照组	22	6.93±0.61	6.72±0.74	9.14±0.77	8.97±0.75	7.21±0.71	7.15±0.49
灵芝组	24	7.05±0.58	6.75±0.63	9.22±0.76	8.56±1.02	7.49±0.73	6.98±0.89

表 7-10 两组治疗前后 UAER、AGT、IGF-1 的比较

组别	n	UAER（μg/min）		AGT（μg/g）		IGF-1（μg/L）	
		治疗前	治疗后	治疗前	治疗后	治疗前	治疗后
对照组	22	136.39± 34.83	98.08± 17.93	83.78± 7.29	64.83± 8.57	14.42± 0.96	10.47± 1.49
灵芝组	24	134.58± 29.15	78.86± 17.49**	83.41± 9.45	57.20± 8.03*	14.35± 1.33	7.98± 1.27**

与对照组比较，$^*P < 0.01$，$^{**}P < 0.001$。

临床报告 6：灵芝健肾胶囊治疗早期糖尿病肾病

屈岭等（2011）观察灵芝健肾胶囊对糖尿病肾病患者血脂、血流动力学的影响。将 62 例中医诊断为脾肾两虚夹瘀型糖尿病肾病患者随机分为 2 组。2 组均予糖尿病知识教育、合理饮食、适当运动、自我监测血糖、口服糖适平等常规治疗，对照组同时口服贝那普利 10 mg，每日 1 次。灵芝组在对照组基础上加服灵芝健肾胶囊（主要成分为灵芝、黄芪、冬虫夏草、川芎），每粒含生药 0.25 g，每次 4 粒，一日 3 次。两组均以 1 个月为 1 个疗程，连续治疗 2 个疗程后评估疗效。参照《中药新药临床研究指导原则》制定中医证候疗效评定标准进行中医症状、体征积分（积分少，疗效高）。结果二组患者治疗前后的中医症状、体征积分均有显著差异；治疗后灵芝组积分显著少于对照组（表 7-11）。灵芝组高切变率全血黏度、低切变率全血黏度、血浆比黏度、纤维蛋白原明显降低，与治疗前相比较有显著性差异；与对照组比较，也有显著性差异（表 7-12）。灵芝组患者治疗后总胆固醇（TC）、甘油三酯（TG）及尿微量白蛋白排泄率（UAER）均较治疗前显著下降，两组间也有明显差异（表 7-13）。结果指出，灵芝健肾胶囊辅助治

疗糖尿病肾病有效，在改善症状、体征的同时，有降血脂作用，并可改善患者的血液流变学。

表 7-11　两组治疗前后中医症状、体征积分比较

组别	例数	治疗前	治疗后
灵芝组	32	22.06±2.29	14.92±1.93**△
对照组	30	21.30±2.49	19.19±2.39*

$\bar{x}±s$；治疗后与治疗前比较，* $P < 0.05$，** $P < 0.01$；治疗后灵芝组与对照组比较，△ $P < 0.05$。

表 7-12　灵芝健肾胶囊对血液流变学指标的影响

组别		例数	高切变率全血黏度（mPa/s）	低切变率全血黏度（mPa/s）	血浆比黏度（mPa/s）	血细胞比容（%）	纤维蛋白原（g）
灵芝组	治疗前	32	7.87±1.01	10.81±1.23	2.10±0.41	46.11±2.71	4.81±0.73
	治疗后		6.13±0.79*△	8.49±1.09*△	1.18±0.19*△	45.39±2.27	3.11±0.59*△
对照组	治疗前	30	7.90±1.11	10.78±1.21	1.96±0.32	46.34±2.47	4.61±0.68
	治疗后		7.67±1.08	10.21±1.13	1.97±0.28	45.79±2.39	4.58±0.71

$\bar{x}±s$；治疗后与治疗前比较，* $P < 0.05$；治疗后灵芝组与对照组比较，△ $P < 0.05$。

表 7-13　两组 UAER、TC 及 TG 测定结果比较

组别		例数	UAER（μg/min）	TC（mmol/L）	TG（mmol/L）
灵芝组	治疗前	32	109.01±21.86	6.94±0.20	2.89±0.96
	治疗后		40.46±25.17**△	5.01±0.18*△	1.80±1.01*△
对照组	治疗前	30	107.14±22.68	6.89±0.19	2.86±1.08
	治疗后		81.29±22.71	6.02±0.02	2.16±0.83

与治疗前比较，* $P < 0.05$，** $P < 0.01$；治疗后灵芝组与对照组比较，△ $P < 0.05$。

灵芝健肾汤（胶囊）中的黄芪、冬虫夏草均有肾脏保护作用，川芎则可改善血液循环，与灵芝协同，提高疗效。

临床报告7：薄芝糖肽注射液配合常规疗法治疗糖尿病足

李圣海，吴红霞（2011）报告，符合WHO（1999）制定的糖尿病足诊断标准的糖尿病足患者76例，男47例，女29例，平均年龄（49.7±10.6）岁；平均病程（4.6±2.4）年；平均空腹血糖（16.4±5.4）mmol/L。分为薄芝糖肽组和对照组，每组各38例。对照组采用常规治疗方法，即用胰岛素或者胰岛素制剂控制血糖，用抗生素进行抗感染治疗，对患者脓肿及坏疽部位进行清创引流，每天换药，防止出现交叉感染或院内感染。薄芝糖肽组在对照组上述治疗的基础上加用薄芝糖肽注射液（每支2 ml，含多糖5 mg，多肽1 mg），每次4 ml，隔日一次，1个月为1个疗程。

根据治疗前、后患者发凉怕冷、疼痛麻木、间歇性跛行及溃疡坏疽4种临床症状的变化判断疗效。显效：创面愈合面积在80%以上，且临床自觉症状消失或基本消失；有效：创面愈合面积为40%～80%，且自觉症状有明显改善；无效：未见明显改善，甚至出现加重的现象。结果，薄芝糖肽组显效71.06%、有效23.68%、无效5.26%，总有效率为94.74%；对照组显效13.16%、有效28.95%、无效57.89%，总有效率为42.11%。两组间有显著差异（$P < 0.05$）。

糖尿病足是糖尿病合并症之一，主要表现为足部疼痛、皮肤深溃疡、肢端坏疽等，严重时需要截肢，因而致残。薄芝糖肽是从薄盖灵芝又称薄树芝［*Ganoderma capense*（Lloyd）Teng］提取的有效成分，具有免疫增强作用，其治疗糖尿病足的良好疗效为灵芝治疗糖尿病合并症提供了依据。

灵芝辅助治疗糖尿病的机制

早在 20 世纪 70—80 年代药理研究即发现灵芝有降血糖作用。给正常大鼠或小鼠灌胃灵芝子实体水提取物均可使血糖明显降低，并证明降血糖作用的有效成分为灵芝多糖类。给实验小鼠注射四氧嘧啶，通过破坏胰岛细胞，可诱发与人类 1 型（胰岛素依赖型）糖尿病类似的实验性高血糖，灵芝多糖注射或灌胃能提高四氧嘧啶诱发的实验性高血糖小鼠血清胰岛素水平，降低血糖。进一步的研究还发现，灵芝多糖抑制四氧嘧啶引起的氧自由基增加和脂质过氧化反应，保护胰岛 β 细胞，维持其胰岛素分泌功能处于较正常的水平。灵芝还明显提高肝葡萄糖激酶、磷酸果糖激酶、葡萄糖 -6- 磷酸脱氢酶活性，降低肝糖原含量。这些研究结果指出，灵芝的降血糖作用可能是由于其在体内的抗氧化作用，保护了胰岛 β 细胞，提高了血浆胰岛素水平，加快了葡萄糖的代谢，并促进外周组织和肝对葡萄糖利用的结果。

目前认为，糖尿病是一种自身免疫性疾病，病毒感染或某些化学毒物均可直接或间接诱发免疫病理反应，引起自身免疫性胰岛炎和胰岛细胞破坏，从而发生糖尿病。因此，纠正免疫异常在糖尿病治疗中占有一定地位。灵芝的免疫调节作用亦可能与其防治糖尿病的疗效有关。我们发现灵芝多糖对多次注射小剂量链脲霉素（MLD-STZ）引起的小鼠免疫性糖尿病有明显的保护作用。灵芝多糖不仅能明显降低 MLD-STZ 诱导的自身免疫性糖尿病小鼠血糖水平及糖尿病的发生率，还能促进胰岛细胞葡萄糖转运蛋白 2（GLUT2）的蛋白表达，改善胰岛细胞的胰岛素分泌功能。此外，灵芝改善糖尿病患者的免疫功能还有助于防治糖尿病时易发生的细菌、病毒感染。

我们还发现，灵芝多糖对链脲霉素引起的小鼠糖尿病肾病有明显的预防作用，可明显减轻糖尿病肾病小鼠的肾小球病变和尿蛋白含量（图7-1，图7-2），并初步证明这一作用与灵芝多糖的抗氧化清除自由基作用有关（图7-3）。进一步研究发现，灵芝多糖通过其抗氧化作用，抑制低密度脂蛋白（LDL）氧化，抑制氧化型低密度脂蛋白（ox-LDL）、糖基化终末产

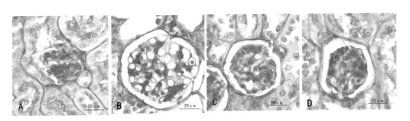

图7-1　灵芝多糖（GL-PS）对链脲霉素引起糖尿病肾病小鼠的肾小球病变的影响

A：正常对照组；**B**：链脲霉素引起的糖尿病肾病组；**C**、**D**：GL-PS 125 mg/kg 和250 mg/kg 治疗组。

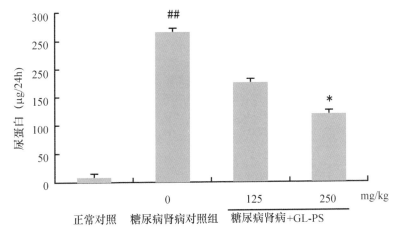

图7-2　灵芝多糖（GL-PS）对链脲霉素引起的糖尿病肾病小鼠尿蛋白排泄的影响

与正常对照组比较，$P < 0.01$，* 与糖尿病肾病对照组比较，$P < 0.05$。

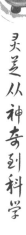

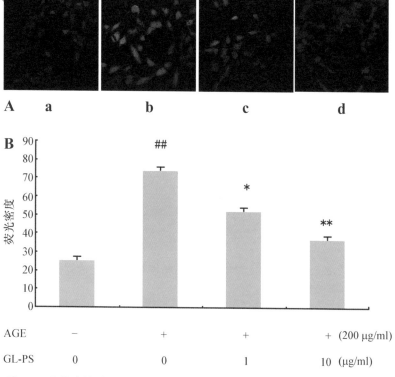

图 7-3 灵芝多糖（GL-PS）对糖基化终末产物（AGE）引起的血管内皮细胞内活性氧自由基产生的抑制作用

A：图中红色荧光显色表示血管内皮细胞内活性氧自由基，显色越亮，表示自由基产生越多。a. 正常对照；b. AGE 对照；c. AGE ＋ GL-PS 1 μg/ml；d. AGE ＋ GL-PS 10 μg/ml。**B**：A 图中 a～d 转换为荧光密度。$^{\#\#}P < 0.01$，与正常对照组比较；$^{*}P < 0.05$，$^{**}P < 0.01$，与 AGE 对照组比较。

物（AGE）引起的血管内皮细胞黏附分子如细胞间黏附分子 -1（ICAM-1）和血管细胞黏附分子 -1（VCAM-1）的表达，进而抑制单核细胞对血管内皮细胞黏附，并因此减轻或延缓糖尿病患者在高血糖和高血脂等病理因素影响下产生的血管病变。

糖尿病常伴有性功能和生育力障碍，严重影响患者生活质量，甚至导致不育，其发病机制目前尚不清楚，可能与体内活性氧自由基蓄积和清除不足所致的氧化应激有关。研究证明，链脲霉素＋高糖高脂饮食诱发糖尿病的模型大鼠与正常大鼠比较，睾丸中睾酮水平显著降低，超氧化物歧化酶（SOD）、谷胱甘肽过氧化物酶（GPX）活性显著降低，脂质过氧化物（MDA）明显增加。每日灌胃灵芝孢子粉 250 mg/kg，共 10 周，睾丸中睾酮水平、SOD、GPX 活性显著升高，MDA 水平明显降低。表明灵芝孢子粉对糖尿病大鼠的睾丸损伤有修复保护作用。灵芝孢子粉还能降低糖尿病大鼠睾丸组织中升高的糖基化终产物（AGE）水平，已知 AGE 对体内一氧化氮（NO）的合成与作用均具有抑制效应，并因此影响男性性功能和生育力，故灵芝孢子粉的这一作用可能是其对糖尿病大鼠睾丸损伤产生修复保护作用的又一可能机制。

平盖灵芝（树舌，*Ganoderma applanatum*）的甲醇提取物和水提取物除可明显降低链脲霉素诱发的糖尿病大鼠的血糖水平外，在体外还显著抑制大鼠晶状体醛糖还原酶活性。

最近，我们发现灵芝多糖（GL-PS）促进链脲霉素诱发的 1 型糖尿病小鼠皮肤伤口的愈合和新生血管的形成，这一作用可能与灵芝多糖抑制糖尿病小鼠皮肤的锰超氧化物歧化酶（MnSOD）硝化，增强 MnSOD 和 GPX 活性，抑制氧化还原酶 P66ShC 的表达和磷酸化，发挥抗氧化应激作用有关（Tie L 等，2012）。

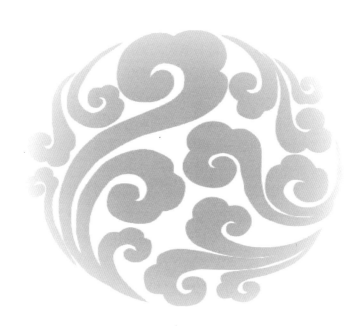

第8章

灵芝防治神经衰弱和
阿尔茨海默病

　　灵芝对神经衰弱失眠的明显疗效除与其具有镇静、催眠、抗焦虑抗抑郁作用有关外，还能修复神经衰弱患者长期失眠造成的神经-内分泌-免疫系统的调节障碍，阻断了由此产生的恶性循环，使睡眠改善，精神振奋，记忆力增强，其他合并症状也有不同程度的改善。

　　许多药理研究证明，灵芝对阿尔茨海默病模型动物的学习与记忆行为以及海马脑区的病理变化有明显的防治作用。在此基础上，初步的临床研究也发现，灵芝与常规治疗阿尔茨海默病药物联合应用具有协同作用。

神经衰弱

神经衰弱是当今社会的常见病、多发病，其主要表现为睡眠障碍，包括入睡困难、难以熟睡或早醒。一项对我国多省市中年人的调查结果指出，66%的人有失眠、多梦、不易入睡，57%的人有记忆力减退。

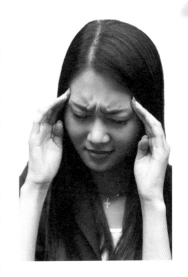

长期神经衰弱、失眠导致中枢神经系统功能紊乱，神经细胞的兴奋性和抑制性调控障碍，进而引起自主神经（交感神经和副交感神经）功能紊乱，出现头痛、头晕、记忆力减退、食欲不振、心悸、气短等症状。伴随病情发展，进一步引起内分泌系统和免疫系统功能紊乱，出现阳痿、月经不调以及免疫力降低等表现，最终产生神经-内分泌-免疫调节紊乱，使神经衰弱患者陷入由此所致的恶性循环中，病情越来越重。常用的催眠药只能对症治疗，不能治本，即不能解决神经衰弱患者的神经-内分泌-免疫调节紊乱。

灵芝修复神经-内分泌-免疫调节紊乱

早在20世纪70年代，我国的临床研究就发现，灵芝制剂对神经衰弱、失眠有显著疗效，一般用药后1～2周即出现明显疗效，表现为睡眠改善，食欲、体重增加，心悸、头痛、头晕减轻或消失，精神振奋，记忆力增强，体力增强，其他合并症状也有不同程度的改善。灵芝制剂对神经衰弱、失眠的疗效与所用剂量和疗程有关，剂量大、疗程长者，疗效好。中医分型属气血两虚及心脾两虚者疗效好。

一些容易伴有失眠的疾病如慢性支气管炎、冠心病、肝炎、高血压患者，经灵芝治疗后，睡眠情况好转，也有助于原发病的治疗。

药理实验证明，灵芝提取物能明显减少小鼠自主活动，缩短戊巴比妥钠引起小鼠睡眠的潜伏期，并延长小鼠的睡眠时间等，表明它有镇静催眠作用。灵芝提取物的镇静、催眠作用可被苯二氮䓬类受体拮抗药氟马西尼拮抗，提示灵芝的镇静、催眠作用可能与苯二氮䓬类受体有关。此外，灵芝菌丝体培养基的水提取物在小鼠强迫游泳试验中显示出抗抑郁样作用，在场景恐惧条件反射试验中，显示出抗焦虑样作用。抗抑郁样作用与其对 $5\text{-}HT_{2A}$ 受体拮抗作用有关。

灵芝对神经衰弱的疗效除与其镇静催眠作用有关外，尚与其稳态调节作用有关。即灵芝可通过其稳态调节作用，使神经–内分泌–免疫调节紊乱恢复至正常，从而阻断了神经衰弱、失眠的恶性循环，睡眠情况改善，其他症状也随之明显减轻或消失。

灵芝对神经衰弱、失眠的疗效与《神农本草经》所载灵芝能"安神""增智慧""不忘"相符。

灵芝治疗神经衰弱的临床报告

临床报告 1：灵芝片治疗心脾两虚型神经衰弱

仇萍（1999）采用随机、阳性药物对照方案观察灵芝片治疗心脾两虚型神经衰弱 90 例（含对照组 30 例）。治疗前两组病例性别、年龄、职业、病程与主要症候均无显著差异，并排除下列疾病：①躯体疾病或脑器质性病变；②药物中毒；③颅脑外伤后综合征；④疲劳综合征；⑤适应反应；⑥精神分裂症；⑦抑郁症；⑧其他神经性障碍；⑨心理因素引

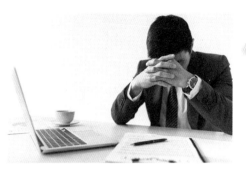

起的生理障碍。心脾两虚辩证及神经衰弱诊断标准：参照《中药新药临床研究指导原则》的规定。治疗组：口服灵芝片（每片 0.24 g，相当生药 1 g），每次 3 片，一日 3 次。对照组口服安神补心丸，每次 15 粒，一日 3 次。两组均以 2 周为 1 疗程。观察过程中，纳入观察的病例不得服用以上述观察病证为主要适应证的中西药物及采用针对上述病证的其他治疗方法。中医证候疗效评价标准为临床痊愈：治疗后主症积分较治疗前减少 ≥ 91%；显效：治疗后主症积分较治疗前减少 70% ～ 90.9%；有效：治疗后主症积分较治疗前减少 36% ～ 69.9%；无效：治疗后主症积分较治疗前减少程度 ≤ 35.9%。神经衰弱疗效评价参照《中药新药治疗百合病的临床研究指导原则·疗效判定标准》制订。临床痊愈：精神症状和躯体症状全部消失，感觉良好，恢复病前的工作能力及生活；显效：精神和躯体主要症状消失，能从事脑力和体力劳动；有效：精神和躯体主要症状减轻，能短时间进行脑力和体力劳动；无效：达不到以上有效标准，或反而加重。

治疗结果：①心脾两虚证候疗效：治疗组和对照组临床痊愈、显效、有效、无效病例数分别为 6、18、29、7 和 2、6、12、10 例，治疗组总有效率为 88.3%，对照组为 66.7%，组间比较有显著差异（P < 0.05）。②神经衰弱疗效：治疗组和对

照组临床痊愈、显效、有效、无效病例数分别为 2、15、36、7 和 1、5、15、9 例，治疗组总有效率为 88.3%，对照组为 70.0%，组间比较无显著差异（$P > 0.05$）。两组用药前后脑电图和脑血流图无明显变化。未发现明显不良反应。血、尿、便常规及心电图、谷丙转氨酶、尿素氮、肌酐治疗前后检测无特殊变化。临床观察结果表明，灵芝片与安神补心丸均有改善心脾两虚证候的作用，但前者的疗效显著优于后者。两药对神经衰弱亦有较好疗效，均能改善病证主症，灵芝片对心神不安主症失眠、多梦及脾胃虚弱主症倦怠乏力、食欲减退的疗效优于对照药。

临床报告 2：灵芝菌液与灵芝菌片对心脾两虚型失眠症的疗效

王祥礼等（2001）按照中国精神疾病分类方案与诊断标准中失眠症诊断标准和中医心脾两虚证的辨证标准，选择 18～65 岁的失眠患者 120 例，患者的匹兹堡睡眠质量指数（PSQI，该指数大表示睡眠质量差）> 7 分。采用随机双盲平行对照试验。治疗组和对照组各 60 例，两组性别、年龄、病程、病情轻重、PSQI 均无明显差异。治疗组口服灵芝菌液，每次 40 ml，一日 3 次；对照组口服灵芝菌片，每次 4 片，一日 3 次，均为 4 周一疗程。服药期间不得加服其他镇静安神药物。分别于试验前后观测患者的 PSQI、睡眠时间和睡眠觉醒程度，觉醒后的精神状态，并检查心率、血压等。失眠疗效及中医证候疗效参照《中药新药治疗失眠的临床研究指导原则》评分，睡眠质量用 PSQI 评分。减分率＝（治疗前评分－治疗后评分）/治疗前评分×100%。减分率达 76%～100% 为临床控制，达 51%～75% 为显效，达 25%～50% 为有效，小于 25% 为无效。

疗效结果如下：①失眠症疗效：治疗组临床控制 15 例，显效 24 例（控显率 65%），有效 18 例（总有效率 95%），无效 3 例。对照组临床控制 7 例，显效 19 例（控显率 43.3%），有效 26 例（总有效率 86.7%），无效 8 例。失眠症疗效治疗组优于对照组（$P < 0.05$）。②睡眠质量疗效：治疗组临床控制 10 例，显效 19 例（控显率 48.3%），有效 27 例（总有效率 93.3%），无效 4 例。对照组临床控制 3 例，显效 20 例（控显率 38.3%），有效 25 例（总有效率 80%），无效 12 例。治疗组睡眠质量优于对照组（$P < 0.05$）。③中医证候疗效：治疗组临床控制 10 例，显效 27 例（控显率 61.7%），有效 21 例（总有效率 96.7%），无效 2 例。对照组临床控制 5 例，显效 17 例（控显率 36.7%），有效 27 例（总有效率 81.7%），无效 11 例。治疗组中医证候疗效优于对照组（$P < 0.05$）。两组治疗后中医证候如失眠、多梦、心悸、健忘、身疲体倦、食欲不振、食后腹胀、面色少华、大便溏稀、舌质淡、舌体胖或舌有齿痕、舌苔薄白、脉细弱等均有明显改善，但治疗组心悸及面色少华的疗效优于对照组。④治疗 4 周后 PSQI 各成分评定，总分评定两组自身前后对比差异均非常显著。治疗组在睡眠质量和日间功能评定方面优于对照组（$P < 0.05$）。全部患者在用药过程中未见不良反应。

结果指出，灵芝菌液和灵芝菌片对心脾两虚型失眠症均有效，但灵芝菌液较灵芝菌片效果更好，这可能与前者剂量大，且易吸收有关。

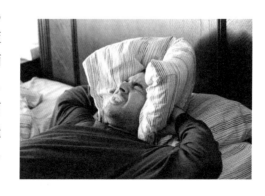

灵芝从神奇到科学

临床报告3：灵芝颗粒对心脾两虚型失眠症的疗效

周法根等（2004）选择心脾两虚型失眠的住院及依从性较好的门诊患者100例，按中药保护品种临床研究要求，采用平行、随机、对照和开放性临床试验设计观察灵芝颗粒的疗效。入选治疗组50例，对照组50例（其中因失访脱落1例），两组年龄、治疗前积分情况比较无显著差异。西医诊断标准为：①有失眠的典型症状：入睡困难，时常觉醒，睡而不稳或醒后不能再睡；晨醒过早；睡眠不足5小时；白天昏沉欲睡。②有反复发作史。中医辨证标准为心脾两虚证：失眠、神疲乏力、心悸、心慌、健忘、口淡乏味、食后腹胀、便溏、舌质淡、苔薄、脉虚细。中医症状分为轻（1分）、中（2分）、重（3分）三级。治疗组（包括开放试验组）口服灵芝颗粒（灵芝子实体提取物制剂），每次2 g，一天3次，连服4周为一疗程。对照组口服归脾丸（浓缩型）每次8～10丸，一日3次，连服4周为一疗程。疗效标准：①中医证候疗效标准为

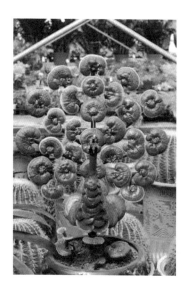

临床痊愈：临床症状消失，治疗后积分降为0分；显效：临床症状大部分消失，治疗后积分下降90%以上；进步：临床症状部分消失，治疗后积分下降70%；无效：治疗后积分下降不足30%，临床症状无改善或加重。②失眠疗效标准为临床痊愈：睡眠时间恢复正常或夜间睡眠时间在6小时以上，睡眠深沉，醒后精力充沛；显效：睡眠明显好转，睡眠时间增加3小时以上，睡眠深度

增加；进步：症状减轻，睡眠时间较前增加不足 3 小时；无效：治疗后失眠无明显改善或反而加重者。

结果：两组的失眠疗效以临床痊愈例数（%）、显效例数（%）、进步例数（%）和无效例数（%）表示，治疗组和对照组分别为：16（32）、16（32）、14（28）、4（8）和 10（20.41）、13（26.53）、15（30.61）、11（22.45），总有效率分别为 92% 和 77.55%，两组间有显著差异（$P < 0.01$）。两组治疗前后症状积分变化情况见表 8-1。

表 8-1　治疗组和对照组治疗前后症状积分变化（$\bar{x} \pm s$）

症状	治疗组				对照组			
	n	治疗前	治疗后	P 值	n	治疗前	治疗后	P 值
失眠	50	3.44± 1.15	1.20± 1.14 △	<0.01	49	2.94± 1.01	1.40± 1.19	<0.01
精疲乏力	50	1.80± 0.57	0.48± 0.65	<0.01	49	1.73± 0.49	0.71± 0.65	<0.01
口淡乏味	43	1.65± 0.65	0.37± 0.54	<0.01	47	1.53± 0.58	0.47± 0.55	<0.01
心悸、心慌	37	1.43± 0.50	0.27± 0.51	<0.01	34	1.53± 0.56	0.50± 0.56	<0.01
食后腹胀	37	1.35± 0.48	0.27± 0.45	<0.01	31	1.48± 0.51	0.61± 0.62	<0.01
健忘	44	1.52± 0.59	0.89± 0.44	<0.01	41	1.51± 0.55	0.88± 0.6	<0.01
便溏	29	1.24± 0.58	0.17± 0.38	<0.01	25	1.48± 0.59	0.52± 0.51	<0.01
总积分	50	10.8± 2.96	3.26± 2.07	<0.01	49	10.2± 2.96	4.37± 2.21	<0.01

△ 与对照组治疗后比较，$P < 0.05$。

研究证实：灵芝颗粒对于治疗心脾两虚型神经衰弱、失眠疗效确切，且优于归脾丸对照组，没有毒性及不良反应。作者推测灵芝颗粒治疗心脾两虚型失眠的机制可能与其改善造血功能、改善患者的血虚状态有关。此外，灵芝尚具有镇静作用，这可能是灵芝颗粒疗效优于归脾丸的原因。

临床报告4：灵芝糖浆治疗心脾两虚型神经衰弱的疗效

王振勇等（2007）临床报告也证明，灵芝糖浆治疗心脾两虚型神经衰弱160例有明显疗效。240例患者以2：1的比例随机分为治疗组160例和对照组80例。治疗组口服灵芝糖浆（灵芝子实体提取物制剂），每次20 ml，一日3次。对照组口服归脾养心丸，每次9 g，一日2次。1个月为1疗程，治疗1个疗程后统计疗效。两组均禁用以本病为主要适应证的中、西药物及其他治疗方法。结果灵芝糖浆治疗神经衰弱的总有效率为89.4%，归脾养心丸为80.0%，两组无显著差异。灵芝糖浆可改善心脾两虚型神经衰弱的主要症状，尤其对失眠、心悸、精神不振、焦虑不安、食欲减退等的改善较为明显，说明其有较好的养心安神、健脾和胃的作用。全部病例没有发现明显不良反应，用药前后血、尿、便常规和肝、肾功能均未见异常变化，说明灵芝糖浆的安全性较好。

灵芝改善记忆的临床报告

《神农本草经》记载灵芝能"增智慧""不忘"。药理研究也发现，灵芝提取物及其所含多糖可改善阿尔茨海默病模型小鼠、衰老加速小鼠和正常小鼠的学习与记忆行为，并证明这一作用与灵芝的抗氧化作用以及减少脑内淀粉样物质沉积有关。

胡国灿（2003）报告的灵芝改善记忆作用，科学地证实了古人的论述及药理研究的发现。该研究选择身体健康、年龄

30～60 岁、高中文化、未接受过类似的测试、1 年内未服用过与改善记忆有关的药品或保健食品者为受试对象。受试样品：灵芝 1 号为灵芝提取物，灵芝 2 号为淀粉及焦糖色素混合物。第一次测试受试

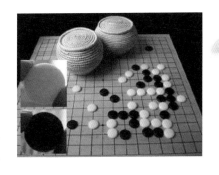

者 60 例，按记忆商高低排队，经检验两组记忆商均衡后，随机分为试验组 30 例和对照组 30 例。试验组服用灵芝 1 号，对照组服用灵芝 2 号，服药时采用盲法，即受试者不知道自己所服药物的真伪，以排除心理因素对药物疗效的影响。每次0.8～1.6 g，每日 2 次。连续服用 30 天后，两组进行第二次测试。按卫生部《保健食品功能学评价程序和检验方法》中"改善记忆人体试验"规定，采用临床记忆量表来评价受试者的记忆水平。测试内容：指向记忆、联想学习、图像自由回忆、无意义图形再认、人像特点联系回忆。测试规则：为避免甲乙两套测试题之间存在难易差别的影响，测试时一半受试者第一次用甲套题，第二次用乙套题，另一半受试者则相反。每一受试者前后两次测试由同一主试者测试，在同一时间和地点进行，在第二次测试时，主试者不看分组名单，以减少系统误差及避免生物节律对测试的影响。将测得的分数（原始分）换算成量表分。比较两组之间各项内容的量表分，计算总量表分，查得记忆商后比较两组之间的差异。采用自身对照和组间对照两种方式进行统计分析。为排除有关影响因素，特别是迁移学习和心理暗示作用的影响，在比较两组自身测试前后各测验量表分和记忆商的同时，将服用样品后试验组的各测验量表分和记忆商与对照组进行比较，以反映灵芝的改善记忆作用。结果（表

8-2）表明，服用灵芝样品后能明显提高联想学习、无意义图形再认、人像特点联系回忆水平，明显提高记忆商值，表明灵芝确有较好的改善记忆作用。

表 8-2　两组测试前后各测验量表分和记忆商比较（$\bar{x}\pm s$，$n=30$）

测试项目	试验组		对照组	
	试验前	试验后	试验前	试验后
指向记忆	11.83±3.41	12.47±1.91	11.66±2.97	11.57±2.28
联想学习	8.60±2.24	10.73±1.91[**#]	8.97±2.34	9.43±2.06
图像自由回忆	11.97±3.24	11.73±2.07	12.43±4.29	11.73±3.31
无意义图形再认	9.80±1.55	11.20±1.71[**]	10.93±1.72	10.93±1.72
人像特点联系回忆	8.67±2.37	9.97±1.87[*]	9.63±2.40	10.23±1.91
记忆商（MQ）	50.83±6.20	56.13±4.8[**##]	53.67±7.78	53.00±7.78

[*] $P < 0.05$，[**] $P < 0.01$，试验前后自身比较；[#] $P < 0.05$，[##] $P < 0.01$，试验组与对照组比较。

灵芝治疗阿尔茨海默病

阿尔茨海默病（Alzheimer disease，AD）是老年人最常见的神经退行性病变，临床表现为记忆力下降、失语、失用、失认、视空间技能损害、执行功能障碍以及人格与行为改变等。其病理变化可见大脑皮层萎缩、脑室扩大、海马萎缩（图 8-1），脑组织出现老年斑（SP）和神经元纤维缠结（NFT），淀粉样蛋白沉积，以及神经元数量减少和颗粒空泡变性（GVD）等病理变化。研究证明，AD 患者脑中 SP 和 NFT 的形成主要与自由基所致氧化损伤有关。目前，尚无治愈 AD 的药物，现有治疗药物如盐酸多奈哌齐（Donepezil）、吡拉西坦（Piracetam）、卡巴拉汀（Rivastigmine）等仅限于改善患者的症状，推迟疾病的进程。

灵芝提取物、灵芝多醣、灵芝三萜类提取物、灵芝孢子粉等可改善 AD 模型大鼠的学习记忆障碍，对 AD 模型大鼠海马回脑组织的退行性神经病理变化具有保护作用，并能降低脑组织内的神经炎症反应，提高模型大鼠海马回脑组织超氧化物歧化酶（SOD）活性及降低氧化产物丙二醛（MDA）含量，对动物实验性 AD 模型具有防治作用。初步临床试验证明，灵芝制剂可增强 AD 常规治疗的疗效，改善患者症状，值得进行进一步临床研究。灵芝防治 AD 的药理和临床研究也为解释《神农本草经》中灵芝"久食，轻身不老，延年神仙"的论述提供了现代的证据。

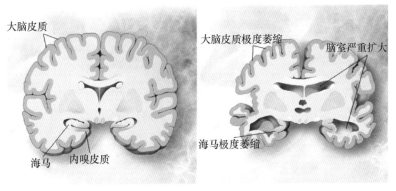

图 8-1　比较正常人（左）和阿尔茨海默病患者（右）患者的脑部变化

灵芝治疗阿尔茨海默病的临床报告

Guo-hui Wang 等（2018）将符合阿尔茨海默病诊断标准的患者 42 例，随机分为干预组和对照组，每组各 21 例。干预组口服灵芝孢子粉胶囊（SPGL，每粒 250 mg），每次 4 粒（1000 mg），一日三次；对照组仅口服安慰剂胶囊。两组患者均接受 6 周的治疗。治疗结束时，与对照组相比，SPGL 组阿茨海默病认知评估量表（ADAS-cog）和神经精神病学指数（NPI）评分分值虽有减少（分值减少表示认知和行为障碍改善），但无统计学显著性差异；世界卫生组织生活质量调查问卷（WHOQOL-BREF）评价生活质量评分虽有提高（分值增加表示生活质量提高），但也无统计学显著性差异。两组不良反应均较轻，亦无明显差异。作者认为，单用灵芝孢子粉胶囊治疗阿尔茨海默病6周未见明显疗效，与用药时间短有关。今后需进行大样本、长疗程的临床试验，方能对灵芝孢子粉胶囊治疗阿尔茨海默病的临床效果有明确的了解。

王立超等（2019）报告灵芝孢子粉联合阿尔茨海默病治疗药物美金刚（Memantine）对轻中度阿尔茨海默病患者认知与生活质量的影响。48例符合阿尔茨海默病诊断的患者（年龄50～86岁），随机分为对照组与实验组，每组各24例（$n = 24$）。治疗前，两组性别、痴呆程度、ADAS-cog、NPI和WHOQOL-BREF评分均无统计学显著性差异（$P > 0.5$）。对照组每次给予美金刚胶囊10 mg，一日2次；实验组在给予相同剂量美金刚基础上，加服灵芝孢子粉胶囊（SPGL），每次1000 mg，一日3次。两组均给药6周，记录患者基本数据，使用ADAS-cog、NPI、WHOQOL-BREF评分表对患者认知与生活质量进行评价。

两组患者治疗后ADAS-cog和NPI评分均较治疗前显著降低，且实验组患者治疗后ADAS-cog和NPI评分均显著低于对照组，具有统计学显著性差异（$P < 0.05$）（表8-3和表8-4）；两组患者治疗后，WHOQOL-BREF问卷中的生理、心理、社

表8-3 两组患者治疗前后阿尔茨海默病认知评估量表（ADAS-cog）评分

组别	治疗前	治疗后
对照组	30.43±10.12	24.82±9.03[*]
实验组	29.62±10.38	19.54±9.07[*][△]

$\bar{x}\pm s$, $n = 24$, [*] 与同组治疗前比较，$P < 0.05$；[△] 与对照组比较，$P < 0.05$。

会关系、环境和生活质量评分均较治疗前显著升高，且实验组患者治疗后 WHOQOL-BREF 评分显著高于对照组，具有统计学显著性差异（$P < 0.05$）（表 8-5）。

表 8-4　两组患者治疗前后神经精神病学指数（NPI）评分

组别	治疗前	治疗后
对照组	8.97±2.70	7.41±2.61*
实验组	8.84±2.65	5.93±2.42*△

$\bar{x}±s$，$n = 24$，* 与同组治疗前比较，$P < 0.05$；△ 与对照组比较，$P < 0.05$。

表 8-5　两组患者治疗前后 WHO 生活质量调查问卷（WHOQOL-BREF）评分

	组别	治疗前	治疗后
生理评分	对照组	13.24±2.76	14.85±2.62*
	实验组	13.22±2.95	16.42±2.82*△
社会关系评分	对照组	12.81±2.98	14.46±2.65*
	实验组	12.62±2.77	16.08±2.70*△
环境评分	对照组	13.62±1.85	14.71±1.88*
	实验组	13.87±2.05	15.84±1.95*△
生活质量评分	对照组	12.78±3.03	14.56±3.07*
	实验组	12.61±3.12	16.38±3.11*△

$\bar{x}±s$，$n = 24$，* 与同组治疗前比较，$P < 0.05$；△ 与对照组比较，$P < 0.05$。

已知美金刚是一种新型 N- 甲基 -D- 天冬氨酸（N-methyl-D-aspartate，NMDA）受体拮抗药，可非竞争性地阻滞 NMDA 受体，降低谷氨酸引起的 NMDA 受体过度兴奋，防止细胞凋亡，改善阿尔茨海默病患者的认知功能、行为障碍、日常生活活动及痴呆程度，可用于治疗轻、中、重度阿尔茨海默病患者，但其单用对于阿尔茨海默病患者的帮助仍有限。此项研究结果表明，灵芝孢子粉与美金刚联合应用可提高患者的行为能力与认知能力，并显著提高患者的生活质量。

第 **9** 章

灵芝防治更年期综合征与
良性前列腺增生

灵芝用于防治更年期综合征，可明显改善患者的症状，提高生活质量。其疗效与恢复更年期神经–内分泌–免疫功能紊乱有关。

灵芝还可明显降低良性前列腺增生患者的前列腺症状评分，改善症状。

更年期综合征

更年期综合征是更年期妇女常见的疾病，主要是由于卵巢功能减退，体内雌激素水平降低，垂体功能亢进，分泌过多的促性腺激素如黄体生成素（LH）、卵泡刺

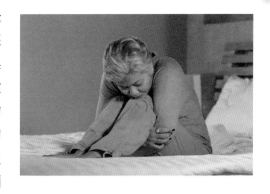

激素（FSH），并出现自主神经功能和免疫功能紊乱，从而产生一系列程度不等的症状，如面部潮红、心悸、失眠、乏力、抑郁、多虑、情绪不稳定、易激动、注意力难以集中、月经紊乱、水肿、抵抗力降低等。大多数妇女由于卵巢功能减退比较缓慢，机体自身调节和代偿足以适应这种变化，无症状或仅有轻微症状。少数症状严重者需进行治疗，包括雌激素替代治疗和其他对症治疗。近年来，雌激素替代治疗的弊端已为学术界所共识，只能在医生指导下谨慎应用。

男性也有更年期，男性更年期综合征也是机体神经-内分泌-免疫调节紊乱所致疾病，其症状与女性更年期综合征所出现的症状十分相似，可见乏力、失眠、食欲减退、缺氧、全身潮热、出汗、心悸、健忘、易激动、抑郁、性欲降低、阳痿等症状。临床检查除雄激素产生减少外，全身综合代谢（如微循环代谢、有氧自由基代谢及血液黏度等）水平也有明显的改变。除对症治疗外，可采取雄激素（睾酮）补充疗法，但此疗法有加重前列腺疾病（如良性前列腺增生）、下尿路阻塞以及心血管疾病的风险，也只能在医生指导下谨慎应用。

中医认为更年期综合征是肾气不足，天癸衰少，以致阴阳平衡失调造成，故治疗应以补肾气、调整阴阳平衡为主。

🍄 灵芝治疗女性更年期综合征的临床报告

王伟娟（2000）用中成药（更年康片）作为阳性对照药进行的中医临床研究指出，灵芝糖浆治疗更年期综合征有效。试验组 31 例中，年龄 50～58 岁者 22 例，42～49 岁者 9 例；对照组 31 例，年龄 48～58 岁者 12 例，42～47 岁者 19 例。病程均为半年，全部病例均符合更年期综合征的诊断标准。试验组口服灵芝糖浆（每 10 ml 含灵芝 2 g），每次 20 ml，每日 3 次，15 天为一疗程。对照组口服中成药更年康片（含刺五加浸膏、五味子流浸膏、鹿茸精、甘油磷酸钠及辅料）每次 2 片，每日 3 次；艾司唑仑（舒乐安定）片，每次 1 片，每日 2 次。疗程同治疗组。

临床疗效评价标准按《中医妇科学》规定的疗效标准评定。显效：临床症状如性情急躁、神经过敏、情绪不稳、失眠等消失，病程平均缩短 15 天，恢复正常工作；有效：以上主要症状明显减轻，但仍伴随有潮热、出汗、盗汗等症状；无效：治疗 2 个疗程症状、体征无改变。

经一个疗程治疗后，试验组总有效（显效＋有效）率为 90.3%，对照组总有效率为 74.2%（图 9-1），灵芝糖浆改善更年期综合征症状的疗效显著优于更年康片（$P < 0.01$）。

更年康片为临床治疗女性更年期综合征的有效药物。药理研究发现，更年康片能提高自然更年期大鼠雌二醇（E2）水平，降低 LH、FSH 的水平，改善卵巢、肾上腺皮质的形态及功能，减少血清脂质过氧化物（LPO），增加超氧化物歧化酶

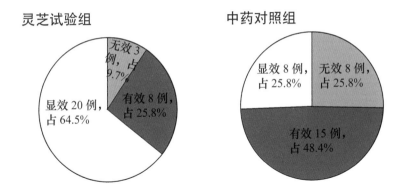

灵芝试验组　　　　　　中药对照组

无效3 例，占 9.7%

显效 20 例，占 64.5%

有效 8 例，占 25.8%

显效 8 例，占 25.8%

无效 8 例，占 25.8%

有效 15 例，占 48.4%

图 9-1　灵芝糖浆治疗女性更年期综合征的疗效

（SOD）、谷胱甘肽过氧化物酶（GSH-Px）的活性等（江仙远等，2001）。

灵芝治疗男性更年期综合征的临床报告

　　曾广翘等（2004）选择具有男性更年期综合征症状的患者138 例（年龄 55～76 岁，平均 66 岁），病情持续 6 个月至 2 年，平均 12.3 个月，血睾酮水平低于正常值（140 mg/L）。均未合并严重的心脑血管疾病、传染性疾病及恶性肿瘤。美国健康运动及保健协会（SRS）中老年男子部分雄激素缺乏自我评分（简称 SRS 评分，分值小，疗效好）> 16，Zung 抑郁量表（辅助诊断抑郁的问卷，亦可用来观察治疗过程中抑郁的病情变化，用作疗效判定的指标，分值小，疗效好）标准分 ≥ 50 作为发现更年期综合征状态的依据。将患者随机分为 2 组，治疗组 80 例，经询问病史及 Zung 抑郁量表评分和 SRS 评分后，抽取空腹动脉血测血睾酮水平、超氧化物歧化酶（SOD）活性及丙二醛（MDA）含量后，统一服用破壁灵芝孢子粉胶囊 600 mg

每天 3 次，疗程为 3 周，不再服用其他治疗精神症状的药物，每周进行 1 次 Zung 抑郁量表评分、SRS 评分及症状观察，3 周后再次抽血测血睾酮、SOD 及 MDA 水平。另 58 例对照组患者除给予外观相同的安慰剂外，余皆同治疗组。

经服药 3 周后，治疗组患者和对照组患者症状均有不同程度的改善。治疗组的 SRS 量表评分及 Zung 抑郁量表评分较治疗前明显降低，而对照组则变化不明显。治疗组总有效率为 74.3%，对照组总有效率为 28.16%，治疗组显著高于对照组。治疗组血睾酮、SOD 水平明显比对照组患者高，MDA 水平明显比对照组低（表 9-1 至表 9-3）。结果表明破壁灵芝孢子粉治疗男性更年期综合征患者有较好疗效。值得指出的是，灵芝破壁孢子粉治疗男性更年期综合征不需要补充雄激素，因而不会出现雄激素所致的不良反应。

表 9-1　两组更年期综合征症状改善病例数（%）

组别		不适	缺氧	心悸	健忘	易激动	抑郁	阳痿
治疗组	第 1 周	46（57.5）	38（47.5）	26（32.5）	40（50）	22（27.5）	48（60）	56（70）
	第 2 周	56（70）	50（62.5）	30（37.5）	42（52.5）	30（37.5）	56（70）	56（70）
	第 3 周	70（85）	56（70）	30（37.5）	42（52.5）	30（37.5）	66（82.5）	64（80）
对照组	第 1 周	15（25）	11（20）	3（5）	7（12.5）	6（10）	11（20）	14（25）
	第 2 周	20（35）	13（22.5）	4（7.5）	11（20）	9（15）	13（22.5）	17（30）
	第 3 周	22（37.5）	16（27.5）		16（27.5）	9（15）	13（22.5）	20（35）

表 9-2　治疗前后两组患者血睾酮、SOD 及 MDA 水平比较

		睾酮（mg/L）	SOD（U/g·Hb）	MDA（μmol/L）
治疗组	治疗前	131.5±19.12	1068.3±121.4	7.6±0.8
	治疗第 3 周	253.72±21.45*	1178.1±132.6*	5.8±0.6*
对照组	治疗前	143.65±20.31	1023.3±101.6	7.1±0.5
	治疗第 3 周	150.44±17.46	1048.3±112.4	7.3±0.7

$\bar{x}±s$；* $P < 0.05$，与治疗前及对照组比较

表 9-3　治疗前后两组患者 Zung 抑郁量表评分、SRS 评分比较

		治疗前	治疗第 1 周	治疗第 2 周	治疗第 3 周
治疗组	Zung 抑郁量表评分	54.36±6.19	47.23±6.93	42.71±7.12	38.25±6.56
	SRS 评分	21.26±3.43	19.65±3.14	17.96±1.53	15.45±3.42
对照组	Zung 抑郁量表评分	53.12±7.31	52.81±7.15	50.32±7.63	48.41±6.75
	SRS 评分	22.12±3.84	21.56±6.23	21.13±5.16	20.45±4.33

灵芝改善更年期综合征的机制

灵芝为什么能显著改善更年期综合征的症状呢？首先要考虑的就是灵芝是否有雌（雄）激素样作用？早期的药理研究即发现，给大鼠灌胃灵芝子实体水提取液对切除卵巢雌性大鼠性周期无影响，阴道涂片检查为阴性。以此剂量给予去势雄性大鼠，亦不能增加精囊腺、肛提肌-海绵体肌的重量。这些均说明灵芝水提取液无雌（雄）激素样作用，其对更年期综合征的疗效并非是它含有雌（雄）激素类成分。

文献报道，切除双侧卵巢的雌性大鼠子宫内膜明显萎缩，骨密度降低。同时，血清睾酮、雌二醇水平也降低。卵巢切除手术后，灌胃灵芝孢子粉混悬液的雌性大鼠子宫内膜萎缩程度减轻，骨密度增高，血清中睾酮和雌二醇的含量显著增高，血清 FSH 则显著降低。结果指出，灵芝孢子粉能显著改善去势雌性大鼠的性腺内分泌功能。这一研究结果提示，灵芝改善女性更年期综合征的疗效可能与其调节性腺内分泌紊乱、恢复其稳态调节有关（李振林等，2008）。

灵芝的镇静安神作用和免疫调节作用也有助于改善患者的睡眠和情绪，增强更年期患者的抵抗力。

灵芝提取物治疗良性前列腺增生

前列腺增生又称前列腺肥大，多数中年以上的男性，都有一定程度的前列腺增生。由于前列腺体积增大，压迫尿道，甚至影响膀胱功能，导致尿流无力，引起一系列症状，常见的有尿急、尿频（特别是夜尿次数增多）、排尿困难、尿失禁、急性尿潴留等症状，令患者苦恼，并给生活带来极大的不便。除在医院的常规诊断、治疗之外，目前有很大比例的患者采用中医中药、替代医学、植物药疗法治疗良性前列腺增生。

日本学者 Noguchi 等最早报道灵芝甲醇提取物和乙醇提取物治疗良性前列腺增生的疗效（Noguchi 等，2005，2008）。随后，他们又报道了采用随机双盲法安慰剂对照试验设计观察灵芝提取物治疗男性下尿路症状（LUTS）的安全性和有效性。参与试验的志愿者年龄大于 50 岁，国际前列腺症状评分（I-PSS，问卷 1-7）≥ 5，前列腺特异性抗原（PSA）值 < 4 ng/ml。将志愿者分为安慰剂组（12 例），以及灵芝提取物 0.6 mg 组（12 例）、6 mg 组（12 例）和 60 mg 组（14 例）。试验前后检测 I-PSS、峰尿流率，以超声波扫描术评估前列腺体积和残留尿量，并进行血 PSA 水平测定（Noguchi 等，2008）。

结果：全部患者对灵芝提取物均有很好的耐受性，未见明显不良反应。灵芝提取物 0.6 mg 组、6 mg 组、60 mg 组和安慰剂组，治疗 4 周后其 I-PSS 分别减少－1.05（95% 可信区间：－2.51 ～ 0.41）、2.05（95% 可信区间：0.59 ～ 3.5）、3.31（95% 可信区间：1.96 ～ 4.66）、0.72（95% 可信区间：－0.75 ～ 2.19）；治疗 8 周后其 I-PSS 分别减少－0.21（95%

可信区间：-2.15 ～ 1.73）、3.22（95% 可信区间：1.28 ～ 5.16）、3.67（95% 可信区间：1.88 ～ 5.47）、2.04（95% 可信区间：0.09 ～ 3.99），与安慰剂组和灵芝提取物 0.6 mg 组比较，灵芝提取物 6 mg 和 60 mg 组 I-PSS 显著减少（$P <$ 0.0001 ～ 0.01）。

给药 4 周和 8 周的最大尿流率、残余尿量、前列腺体积、PSA 值等观察指标均无明显变化。结果指出，灵芝提取物可明显减少 LUTS 患者的前列腺症状评分，改善症状（Noguchi 等，2008）。

灵芝改善良性前列腺增生的机制尚不清楚。有研究报告指出，灵芝和灵芝醇提取物对去势大鼠 I 型和 II 型 5α- 还原酶的同工酶有剂量依赖的抑制作用，同时对由睾酮诱导的前列腺增生有一定抑制作用，但对双氢睾酮所诱导的前列腺增生没有影响。其活性成分主要是灵芝的三萜类组分。

附：国际前列腺症状评分（I-PSS，问卷 1-7）

前述国际前列腺症状评分（I-PSS，问卷 1-7）是目前国际公认的判断良性前列腺增生患者症状严重程度的最佳手段（表 9-4）。它是良性前列腺增生患者下尿路症状严重程度（即排尿困难程度）的主观反映，且与最大尿流率、残余尿量及前列腺体积无明显相关性。

表 9-4 国际前列腺症状评分（I-PSS，问卷 1-7）表

在最近 1 个月内，您是否有以下症状?	无	在五次中					症状评分
		少于一次	少于半数	大约半数	多于半数	几乎每次	
1. 是否经常有尿不尽感?	0	1	2	3	4	5	
2. 两次排尿间隔是否经常小于 2 小时?	0	1	2	3	4	5	
3. 是否曾经有间断性排尿?	0	1	2	3	4	5	
4. 是否有排尿不能等待现象?	0	1	2	3	4	5	
5. 是否有尿线变细现象?	0	1	2	3	4	5	
6. 是否需要用力及使劲才能开始排尿?	0	1	2	3	4	5	
7. 从入睡到早起一般需要起来排尿几次?	没有	1 次	2 次	3 次	4 次	5 次	

症状总评分＝选择的 7 项评分相加的总和

I-PSS（问卷 1-7）（总分 0 ～ 35 分）分级：

轻度症状：0 ～ 7 分，建议定期检查前列腺，至少一年一次。

中度症状：8 ～ 19 分，建议尽快到医院检查前列腺，可能需要治疗。

重度症状：20 ～ 35 分，建议立即接受治疗。

第 **10** 章
灵芝防治肝炎

灵芝具有明显的保肝作用，可用于治疗病毒性肝炎，与抗病毒药如拉米夫定、阿德福韦酯、恩替卡韦、干扰素联合应用，可增强这些药物的疗效。此外，灵芝也可用于化学性肝损伤如酒精或药物中毒性肝炎的治疗。其免疫调节作用也有利于治疗病毒性肝炎。灵芝多糖和三萜类是灵芝发挥保肝作用的重要有效成分。

肝炎包括病毒性肝炎和非病毒性肝炎两大类。根据感染病毒类型不同，病毒性肝炎至少可分为甲、乙、丙、丁、戊型五种类型。其中甲型和戊型主要表现为急性肝

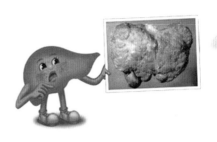

炎，乙、丙、丁型主要表现为慢性肝炎，并可发展成肝硬化和肝癌。非病毒性肝炎主要是由乙醇、化学毒物或药物引起的中毒性肝炎。

病毒性肝炎的治疗包括抗病毒、调节免疫和保肝。尽管目前已有一些抗病毒药如干扰素、干扰素诱导剂、拉米夫定等，但疗效不够理想，不良反应较多。由于病毒性肝炎患者同时存在免疫功能障碍和肝损伤，故保肝和免疫治疗仍是重要的治疗环节。在化学毒物或药物引起的肝损伤中，保肝治疗更是非常重要的手段。

🍄 灵芝保肝作用的疗效特点

20世纪70年代，我国即开始用灵芝制剂治疗病毒性肝炎，综合各家报道，总有效率为73.1%～97.0%，显效率（包括临床治愈率）为44.0%～76.5%。其疗效表现为：主观症状如乏力、食欲不振、腹胀及肝区疼痛减轻或消失；肝功能检查如血清谷丙转氨酶（ALT）恢复正常或降低；肿大的肝、脾恢复正常或有不同程度的缩小。

21世纪以来，随机对照的临床研究，肯定了灵芝制剂对慢性乙型肝炎的上述疗效，并进一步证明：灵芝制剂单用或与抗病毒药如拉米夫定、阿德福韦酯、恩替卡韦、干扰素联合应

用，可提高乙型肝炎病毒表面抗原（HBsAg）、乙型肝炎病毒 e 抗原（HBeAg）、乙型肝炎病毒核心抗体（抗 -HBc）、乙型肝炎病毒相关 DNA 聚合酶（HBV-DNA）转阴率。灵芝制剂还能改善患者的细胞免疫功能。

临床上灵芝与一些能损害肝的药物合用，可避免或减轻药物所致肝损伤，保护肝脏。

灵芝的保肝作用也与中医药古籍论述的灵芝"补肝气""益脾气"有关。

灵芝治疗肝炎的临床报告

临床报告 1：灵芝胶囊治疗慢性乙型肝炎

胡娟（2001）报告 86 例按 1995 年全国病毒性肝炎学术会议标准诊断为慢性乙型肝炎的患者服用灵芝胶囊的治疗效果。治疗期间，除应用甘草酸二铵（甘利欣）、苦黄或菌栀黄、促肝细胞生长素、葡醛内酯（肝泰乐）等药物之外，均不用其他抗病毒药及免疫调节药。灵芝治疗组 86 例口服灵芝胶囊（每粒含灵芝 1.5 g），每次 2 粒，一日 3 次；对照组 50 例口服小柴胡汤冲剂，每次 1 包，一日 3 次。共用药 1 ～ 2 个月。疗效指标：观察临床症状和体征，检测 ALT、血清胆红素（SB）、HBsAg、HBeAg、抗 -HBc。结果：灵芝治疗组纳差缓解率 94.2%（81/86）、乏力减轻率 93.0%（80/86）、腹胀消失率 92.3%（48/52）、肝大回缩率 45.8%（22/48）、脾大回缩率 42.9%（12/28）；对照组上述指标改善率分别为 78.0%（39/50）、80.0%（40/50）、70.0%（28/40）、24.2%（8/33）、26.3%（5/19），两组间有显著差异。治疗组肝功能（ALT、SB）恢复正常百分率及 HBsAg、HBeAg、

抗 -HBc 转阴率（表 10-1，表 10-2）均显著高于对照组。结果指出，灵芝胶囊辅助治疗慢性乙型肝炎的疗效优于小柴胡汤。

表 10-1　治疗后两组肝功能恢复情况比较

组别	ALT			SB		
	检测例数	恢复正常例数	百分率（%）	检测例数	恢复正常例数	百分率（%）
灵芝治疗组	86	82	95.3	72	66	91.7
对照组	50	36	72.0	40	26	65.0

两组 ALT、SB 恢复正常例数比较，$P < 0.05$。

表 10-2　治疗后两组乙型肝炎病毒标志物转阴情况比较

组别	HBsAg			HBeAg			抗 -HBc		
	检测例数	转阴例数	转阴率（%）	检测例数	转阴例数	转阴率（%）	检测例数	转阴例数	转阴率（%）
灵芝治疗组	86	14	16.3	74	38	51.4	86	13	15.1
对照组	50	4	8.0	36	7	19.4	50	4	8.0

两组 HBeAg 转阴率比较，$P < 0.05$。

临床报告 2：灵芝孢子油联合干扰素对慢性乙型肝炎 HBV-DNA 转阴的影响

钱小奇等（2005）入选慢性乙型肝炎患者 81 例，按 2000—2009 年全国病毒性肝炎学术会议诊断标准，均符合轻度慢性乙型肝炎。81 例患者 HBV-DNA 均为阳性，定量 $> 1.0 \times 10^5$copies/ml，HBsAg、HbeAg、抗 -HBc 均为阳性，血清 ALT 在正常参考值上限 2 ～ 5 倍，排除其他类型肝炎病毒重叠感染。采用分层随机化分组法，将 81 例分成治疗组（39 例）和对照组（42 例）。两组治疗前资料差别无统计学意义（$P > 0.05$），具有可比性。治疗组用干扰素 -A2b 联合灵芝孢子油胶囊治疗。干扰素 -A2b，500 万单位 / 日，肌内注射 1 个月，后改为隔日 1 次，一个疗程 6 个月；同时口服灵芝孢子油胶囊 1 粒（0.5 g），每日 2 次，连服 12 个月。对照组，只用干扰素 -A2b，剂量、疗程同治疗组。治疗 6 个月、12 个月后，分别采用荧光定量 PCR 法检测患者 HBV-DNA 水平。治疗 6 个月后，灵芝治疗组 HBV-DNA 转阴率 80.05%（32/39），对照组 HBV-DNA 转阴率 64.29%（27/42），两组比较无显著性差异（$\chi^2 = 3.226$，$P > 0.05$）；治疗 12 个月后，灵芝治疗组 HBV-DNA 转阴率为 79.48%（31/39），对照组 HBV-DNA 转阴率为 38.10%（16/42），两组比较有显著性差异（$\chi^2 = 9.790$，$P < 0.01$）。结果指出，干扰素 -A2b 联合灵芝孢子油胶囊可提高慢性乙型肝炎患者 HBV-DNA 的转阴率。这可能与灵芝孢子油增强干扰素 -A2b 的免疫活性有关。

临床报告 3：灵芝汤联合拉米夫定治疗慢性乙型肝炎

钟建平、李水法（2006）比较抗病毒药拉米夫定（LAM）联合灵芝汤与单用 LAM 治疗慢性乙型肝炎的疗效。诊断均符合 2000 年 9 月中华医学会第 10 次全国病毒性肝炎及肝

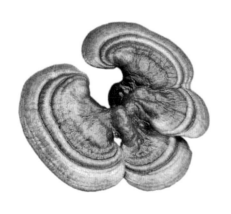

病学术会议修订的《病毒性肝炎防治方案》中的诊断标准，HBeAg、HBV-DNA 阳性，ALT 较正常上限值升高 2 ～ 3 倍、总胆红素（TBil）比正常上限值升高 < 3 倍。病例剔除标准：①重叠感染其他型病毒性肝炎（HAV、

HCV、HDV、HEV、HGV）者；②自身免疫性肝病者；③合并脂肪肝者；④有糖尿病等并发症者。按 1：1 比例随机将 126 例患者分为 LAM 组和联合组，每组 63 例，两组在年龄、性别、病程、口服一般保肝药及母亲 HBV 阳性构成方面，差异均无统计学意义。LAM 组 63 例，每日口服 LAM100 mg；联合组 63 例，每日口服 LAM100 mg 并加中药灵芝 50 g、红枣 10 g 煎服。治疗 18 个月后，联合组 ALT 为（63±17）U，明显好于 LAM 组的（83±21）U（$P < 0.01$）；联合组 TBil 为（21.5±8.3）$\mu mol/L$，LAM 组为（25.9±10.3）$\mu mol/L$，两组比较差异有显著性（$P < 0.01$）；表 10-3 显示两组患者治疗后 HBeAg 转阴率及 HBeAg/ 乙型肝炎病毒 e 抗体（抗 -HBe）转换率的比较。治疗 18 个月后，联合组 HBeAg 转阴率及 HBeAg/ 抗 -HBe 转换率均高于 LAM 组（$P < 0.05$）；联合组 HBV-DNA 转阴率在 3 个月、6 个月、12 个月、18 个月分别为 50/63、56/63、59/63、57/63，LAM 组分别为 43/63、50/63、48/63、42/63，联合组均明显优于 LAM 组（均 $P < 0.01$）。LAM 组病毒 DNA 编码的 DNA 聚合酶基因序列 YMDD 变异发生率在 6 个月、12 个月、18 个月分别为 11.59%、23.81%、

表 10-3　治疗后两组患者 HBeAg 转阴率、HBeAg/ 抗 -HBe 血清转换率比较

组别	例数	观察项目	治疗后例数（%）			
			3 个月	6 个月	12 个月	18 个月
LAM 组	63	HBeAg 转阴率	3（4.76）	5（7.94）	8（12.70）	10（15.87）
		HBeAg/ 抗 -HBe 转换率	2（3.17）	4（6.35）	8（12.70）	9（14.29）
联合组	63	HBeAg 转阴率	5（7.94）	11（17.46）	21（33.33）	27（42.86）
		HBeAg/ 抗 -HBe 转换率	3（4.76）	7（11.11）	16（25.40）	26（41.27）

χ^2 值 = 4.71、5.26，$P < 0.05$。

33.33%，联合组在 6 个月、12 个月、18 个月分别为 0、6.35%、9.52%，明显比单用 LAM 组低（均 $P < 0.05$）。结果指出，灵芝联合拉米夫定治疗慢性乙型肝炎比单用拉米夫定疗效好，且能延缓和减少在拉米夫定治疗中易出现的 YMDD 变异及因此产生的病毒株对拉米夫定的耐药性，阻止乙型肝炎病毒复制，并有明显改善肝功能作用。

临床报告 4：灵芝胶囊联合拉米夫定治疗慢性乙型肝炎

陈培琼等（2007）将 60 例慢性乙型肝炎患者随机分为治疗组和对照组，每组各 30 例。治疗组口服灵芝胶囊（含灵芝子实体提取物，每粒 0.27 g），每次 2 粒，一日 3 次；拉米夫定，每日 100 mg，治疗 1 年。对照组每日单服拉米夫定 100 mg，治疗 1 年。结果治疗组在 HBV-DNA 转阴、HBeAg 转阴、HBeAg/抗 -HBe 转换方面均显著优于对照组，治疗组 ALT 恢复正常的百分率高于对照组，且恢复较早（表 10-4）。治疗组有 1 例 YMDD 变异，对照组有 6 例，治疗组产生 YMDD 变异明显少于对照组。结果指出，灵芝胶囊联合拉米夫定治疗慢性乙型肝炎有明显的协同作用，可快速抑制 HBV-DNA 复制，促使

表 10-4　治疗前及治疗后各时间段两组 ALT 值（U/L）比较

时间（周）	治疗组（$n = 30$）	对照组（$n = 30$）	P 值
0	150.36±70.00	140.70±66.02	> 0.05
4	80.57±30.50	119.31±65.16	< 0.05
12	67.12±18.24	88.01＋32.60	< 0.05
24	40.77±7.07	50.23±14.33	< 0.05
36	30.10±8.01	42.18±10.90	< 0.05
48	28.73±7.98	35.46±9.30	< 0.05
52	26.21±8.00	34.05±9.20	< 0.05

HBeAg 转阴和血清 HBeAg/ 抗 -HBe 转换，显著改善肝功能，短期疗效优于单用拉米夫定。

临床报告 5：灵芝汤联合阿德福韦酯治疗慢性乙型肝炎

沈华江等（2011）将符合 2006 年《慢性乙型肝炎防治指南》诊断标准的慢性乙型肝炎患者随机分为两组，每组各 50 例，对照组每日口服阿德福韦酯 10 mg 治疗，治疗组在上述治疗基础上，每日加服医院制剂室煎制的灵芝汤（灵芝 50 g，红枣 10 g）。在第 24、48、96 周分别检测 HBV-DNA、乙型肝炎病毒表面标志物（HBV-M）及肝肾功能、淋巴细胞亚群，并进行分析。结果表明，第 24、48、96 周时治疗组的 ALT 复常率（20.0%、60.0%、82.5%）与对照组（9.0%、22.0%、45.0%）相比，有显著差异（$P < 0.05$），第 24 周时两组患者 HBV-DNA 阴转率、HBeAg 血清转换率相比无显著差异（$P > 0.05$）；第 48、96 周时治疗组 HBV-DNA 阴转率（56%、70%）和 HBeAg 血清转换率（32%、40%）与对照组（分别为 36%、44% 和 14%、20%）比较有显著差异（$P < 0.05$）。96 周后，治疗组的淋巴细胞亚群 CD3＋、CD4＋、NK 细胞、CD4＋/CD8＋明显高于治疗前，对照组治疗前后无明显改变（表 10-5）。结果指出，灵芝汤联合抗病毒药阿德福韦酯治疗慢性乙型肝炎，

表 10-5　两组患者淋巴细胞亚群比较（$\bar{x} \pm s$）

组别		CD3＋	CD4＋	CD8＋	CD4＋/CD8＋	NK
治疗组	治疗前	55.4±5.6	34.2±4.5	24.9±10.3	1.24±0.56	16.0±7.9
	治疗后	65.2±7.9△*	45.4±6.4△*	23.95±7.9	1.67±0.81△*	21.8±11.8△*
对照组	治疗前	55.1±6.0	34.0±4.7	25.3±8.1	1.29±0.32	15.6±7.7
	治疗后	60.2±7.6	36.1±6.2	24.3±7.7	1.36±0.37	16.2±8.3

△ 与治疗前比较，$P < 0.05$；* 与对照组治疗后比较，$P < 0.05$。

可提高疗效，并明显改善患者的免疫功能。

临床报告6：恩替卡韦联合灵芝胶囊治疗慢性乙型肝炎

陈端等（2016）按 2000 年修订的《病毒性肝炎防治方案》标准，将 90 例慢性乙型肝炎患者，随机分为治疗组和对照组，各 45 例。治疗组患者口服恩替卡韦片每次 0.5 mg，每日 1 次，灵芝胶囊每次 2 粒，每日 3 次；对照组患者单用恩替卡韦治疗。抽取两组患者治疗前及治疗 1 年后外周静脉血，检测血清中 HBV-M、HBV-DNA、ALT 及外周血中 Th17 细胞频率。结果：患者经恩替卡韦联合灵芝胶囊治疗 1 年后，ALT 复常率和 HBV-DNA 转阴率较治疗前明显好转，治疗组优于对照组（$P < 0.05$）；而 HBeAg 转阴率仅有增高的趋势，但无统计学差异（表 10-6）。治疗前，治疗组和对照组患者外周血中 Th17 细胞频率分别为 3.78%±1.14% 和 3.98%±1.32%（$P > 0.05$）。经 1 年治疗后，治疗组和对照组患者外周血中 Th17 细胞频率分别为 2.71%±0.84% 和 3.23%±0.95%，较治疗前显著降低（P 均 < 0.05），且治疗组外周血 Th17 细胞频率与对照组相比降低更明显（$P < 0.05$）。结果指出，与单用恩替卡韦治疗相比，恩替卡韦联合灵芝胶囊治疗慢性乙型肝炎临床疗效更好。这可能与灵芝胶囊降低患者外周血中 Th17 细胞的频率，调节患者免疫功能、抑制 Th17 引起的炎症反应有关。

表 10-6　两组患者治疗后的临床疗效指标

组别	ALT 复常率 /%	HBV-DNA 转阴率 /%	HBeAg 转阴率 /%
治疗组	93.33	86.67	24.44
对照组	75.56	68.88	17.78
P 值	< 0.05	< 0.05	> 0.05

临床报告 7：薄芝糖肽联合干扰素治疗丙型肝炎

李广生和赵智宏（2012）报告，薄芝糖肽联合干扰素治疗丙型肝炎的疗效。入选丙型肝炎住院患者 60 例，均有肝功能异常，ALT 大于正常上限的 4 ~ 20 倍，且血清 HCV-RNA > （$1×10^5$ ~ $1×10^8$）copies/ml，未应用过干扰素类药物及免疫调节剂。并排除 HBV、HIV、酒精性肝病、药物性肝病患者。将 60 例患者分为两组，甲组（薄芝糖肽联合干扰素治疗）30 例，乙组（单用干扰素治疗）30 例。两组患者的基本资料及病情无显著性差异。

甲组患者皮下注射注射用重组人干扰素 -A2b，300 万单位，每日 1 次，连用 4 周后改为隔日一次皮下注射，薄芝糖肽注射液 2 ml 隔日一次肌内注射。乙组单用干扰素，方法同甲组。两组均在疗程 6 个月后评价，治疗期间两组皆服用护肝片、维生素等保肝药物。

疗效评价标准如下：显效（丙型肝炎病毒含量降至正常，ALT 正常）；有效（内型肝炎病毒含量下降 3 个数量级，ALT 有下降）；无效（丙型肝炎病毒含量无变化，ALT 无变化或增高）。

结果见表 10-7，甲组的总有效率明显高于乙组，薄芝糖肽联合干扰素治疗丙型肝炎患者可发挥协同作用，这可能与薄芝糖肽增强丙型肝炎患者的免疫功能有关。

表 10-7　薄芝糖肽联合干扰素治疗组（甲组）与干扰素对照组（乙组）疗效比较（百分数）

组别	显效	有效	无效	总有效率
甲组	49.2	32.5	18.3	81.7%
乙组	44.1	28.3	27.6	72.4%

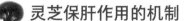

灵芝保肝作用的机制

灵芝为什么能治疗肝炎？其疗效机制已被大量药理研究阐明。四氯化碳（CCl_4）、dl-乙硫氨酸、D-氨基半乳糖等肝毒物进入体内均可使实验动物迅速发生中毒性肝炎，除出现明显的肝功能障碍如 ALT 活性升高外，还会出现中毒性肝炎的典型病理组织学变化。给予灵芝子实体、菌丝体和孢子的提取物可明显改善实验动物的肝功能，并减轻病理组织学改变。灵芝提取物和灵芝多糖肽对非酒精性脂肪肝病具有保肝作用。灵芝多糖还具有抗肝纤维化作用。

从灵芝子实体中提取的三萜类化合物是灵芝保肝作用的重要有效成分，它们除对 CCl_4 和 D-氨基半乳糖引起的化学性肝损伤有明显的保护作用外，还对卡介苗（BCG）＋脂多糖（LPS）引起的免疫性肝损伤有明显的保护作用。表 10-8 结果

表 10-8　灵芝总三萜（GT）和三萜组分（TG_2）对 BCG ＋ LPS 诱发肝损伤小鼠的 ALT、TG 和 NO 的影响

组别	剂量（mg/kg）	ALT（U/L）	TG（mg/kg）	NO（mg/kg）
正常对照	—	124.65±11.91	14.2±1.8	15.58±3.08
BCG ＋ LPS	—	653.85±30.22**	30.2±4.2**	27.34±7.38*
BCG ＋ LPS ＋ Sal	—	659.78±38.38**	31.5±4.6**	28.43±7.30*
BCG ＋ LPS ＋ Mal	91	189.21±20.48##	15.1±2.3##	18.44±6.01
BCG ＋ LPS ＋ GT	80	318.63±31.65#	19.5±2.1##	19.48±7.99
BCG ＋ LPS ＋ GT_2	10	243.56±26.58##	20.5±2.8##	20.71±8.39
BCG ＋ LPS ＋ GT_2	20	209.41±26.88##	15.3±1.5##	18.48±5.82
BCG ＋ LPS ＋ GT_2	40	226.17±29.19##	18.9±2.9##	23.51±6.43

Sal：溶剂；Mal：吗洛替酯（阳性对照药）；$n = 9$，$\bar{x}\pm s$；* $P < 0.05$，** $P < 0.01$，与正常对照组比较；# $P < 0.05$，## $P < 0.01$，与 BCG ＋ LPS 组比较。

显示，灵芝总三萜（GT）和三萜组分（GT$_2$）可明显降低 BCG＋LPS 诱发肝损伤小鼠的 ALT 活性和三酰甘油（TG）水平，且 GT$_2$ 的有效剂量明显低于临床常用保肝药吗洛替酯。灵芝三萜类化合物还可使免疫性肝损伤时升高的一氧化氮（NO）水平呈现降低的趋势。

灵芝三萜类的保肝作用与其抗氧化作用密切相关，灵芝三萜类可使因肝损伤升高的肝脂质过氧化产物丙二醛（MDA）降低，而使肝损伤时降低的肝超氧化物歧化酶（SOD）活性和还原型谷胱甘肽（GSH）含量显著升高。

灵芝三萜类究竟能否抑制肝炎病毒？ Li YQ 等人（2006）观察了从灵芝培养液中提取的灵芝酸（ganoderic acid）的体外抗乙型肝炎病毒（HBV）活性。研究采用的 HepG2215 细胞株来源于转染了 HBV-DNA 的人肝癌 HepG2 细胞株，该细胞株可表达 HBV 表面抗原（HBsAg）、HBVe 抗原（HBeAg）以及 HBV 病毒的结构蛋白，能够稳定地产生 HBV 病毒成熟颗粒。结果显示灵芝酸剂量依赖性（1～8μg/ml）和时间依赖性（4日、8日）地抑制 HBsAg 和 HBeAg 的表达和产生，提示灵芝酸抑制了肝细胞中乙型肝炎病毒的复制，但对肝细胞无明显毒性（表 10-9）。

表 10-9　不同剂量灵芝酸对乙型肝炎病毒抗原的抑制率及对 HepG2215 细胞的毒性发生率

剂量（μg/ml）	HBsAg 抑制率（%）		HBeAg 抑制率（%）		毒性发生率（%）
	4日	8日	4日	8日	
0.5	19	4	22	49	0
1	42	28	46	43	0
2	67	39	60	47	0
4	74	59	74	48	0
8	87	80	89	56	13

灵芝的免疫调节作用亦参与其防治肝炎的机制。灵芝不仅能增强单核巨噬细胞、NK 细胞、T 淋巴细胞和 B 淋巴细胞的功能，还能促进免疫细胞因子如白介素 2（IL-2）、干扰素 γ（IFN γ）的合成和释放，并因此纠正肝炎时的免疫功能紊乱，并通过免疫细胞和细胞因子如 IFN γ 杀灭肝炎病毒。

第 **11** 章
灵芝扶正祛邪辅助治疗肿瘤

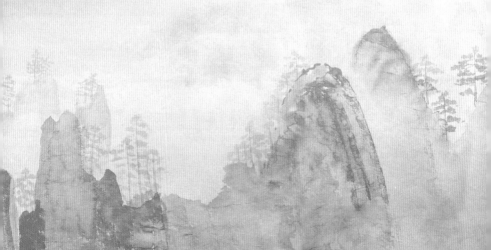

临床研究：灵芝与化学治疗（化疗）或放射治疗（放疗）合用时，具有增效减毒作用，可减轻化疗或放疗引起的骨髓抑制、胃肠道损伤和免疫功能抑制，提高患者的生活质量，延长患者的生存期。

灵芝增强机体抗肿瘤免疫力，抑制肿瘤细胞免疫逃逸，抑制肿瘤血管新生，逆转肿瘤细胞对抗肿瘤药的多药耐药性，拮抗化疗或放疗的毒性等作用是其临床疗效的理论基础。

🧠 肿瘤治疗的现状

肿瘤对人类的危害极为严重，尽管伴随现代科学技术的发展，肿瘤治疗方法也不断取得进步，但距离攻克肿瘤仍然路途遥远。长期以来，医学界认为肿瘤是身体在各种致癌因素作用下局部组织的某个细胞异常增生的结果，因而在治疗上仅考虑如何消灭肿瘤细胞。目前，肿瘤治疗主要包括手术治疗、放射治疗、化学治疗、靶向治疗等。

手术治疗仅限于早期发现的无转移的实体瘤，对已转移扩散的肿瘤，手术治疗往往只能作为姑息治疗手段。过去手术治疗强调根治术，如乳腺癌要做乳腺癌根治术，不仅要切除患癌的乳腺，还要切除周边的大片组织；既影响患者的生理功能，也造成心理上的创伤。目前，主张局限性手术，乳腺癌切除范围变小，配合手术前后的合理化疗或放疗，使疗效提高。

放射线如X线和伽马（γ）射线对肿瘤细胞的抑制和杀伤作用很强，可以治愈鼻咽癌、食管癌、淋巴瘤等或代替手术治疗。为提高疗效，尽量减少正常组织的损伤，目前放疗采取"定点清除"，即放射野尽量小，而癌症局部的放射剂量足够大，使疗效提高，副作用减少。

化疗除对少数肿瘤如儿童急性淋巴细胞白血病、霍奇金淋巴瘤、睾丸精原细胞癌等治愈率较高，对多数肿瘤治愈率低，仅可延长生存期，改善症状。由于化疗药的作用是抑制增殖迅速的肿瘤细胞DNA合成，也就是通常所说的"细胞毒作用"，这就造成化疗药"敌我不分"，对体内其他分裂增殖快的细胞如骨髓造血细胞、胃肠道细胞、免疫细胞等也有很强的抑制作用，因而在抑制肿瘤生长的同时，产生严重毒副作用。按中医角度来看，肿瘤的化疗和放疗只重视了"祛邪（抑杀肿瘤）"，而忽视了"扶正（提高机体内在的抗肿瘤能力）"，甚至伤及正气，因而出现严重不良反应。

靶向治疗药不同于化疗药，它作用的靶点是肿瘤发展过程中的关键受体、酶、基因、生长因子、调控分子等，主要对肿瘤细胞起调控和稳定作用，而非细胞毒作用，对非肿瘤组织的影响小，不良反应较化疗药少。如用于治疗非小细胞肺癌的吉非替尼（易瑞沙），是一种表皮生长因子（EGFR）/酪氨酸激酶（TK）抑制剂，通过抑制肿瘤血管新生，而抑制肿瘤及其转移。该药的疗效与 EGFR 的 19、21 外显子基因突变相关，这种基因突变在东方人、女性、不吸烟人群、腺癌人群中较多见，故对此类人群疗效较好。靶向治疗使肿瘤的病理过程变成慢性过程，患者可以边治疗，边正常工作和生活，体现了世界卫生组织（WHO）关于肿瘤属于可以控制的慢性疾病的观点。

近年来，学术界开始把肿瘤看成是慢性疾病，重视全身性因素对肿瘤发病的影响，提出"与瘤共存"的概念，即通过治疗控制肿瘤发展，减少肿瘤对人体的危害，长期保持患者的生活质量，长期与肿瘤共存。这与中医"扶正祛邪"的理论相符，中医理论认为健康和疾病均属于正邪相争的不同状态，健康是由于"正气存内，邪不可干"；而疾病则是"邪之所凑，其气必虚"，但治疗疾病不一定要彻底消除外邪，只要达到"正气存内，邪不可干"即可。肿瘤患者长期带瘤生存，就属于这种情况。中医药包括灵芝的扶正祛邪功效与常规肿瘤治疗方法配合，可实现提高患者的抗病能力，控制和减少肿瘤对机体的危害，使患者保持良好的生活质量，长期"与瘤共存"。

灵芝辅助治疗肿瘤的疗效特点

临床试验结果指出，灵芝制剂与化疗或放疗合用时，对一些肿瘤如食管癌、胃癌、大肠癌、肺癌、肝癌、膀胱癌、肾癌、前列腺癌、子宫癌等有较好的辅助治疗效果。其疗效特点如下：减轻化疗和放疗引起的白细胞减少、血小板减少、食欲不振、恶心、呕吐、腹泻、肝肾功能损伤等严重不良反应；提高肿瘤患者的免疫功能，增强机体的抗感染免疫力与抗肿瘤免疫力；改善癌症相关疲劳，提高肿瘤患者的生活质量，延长患者的生存期。这些结果均表明，灵芝可作为肿瘤化疗或放疗的辅助治疗药，发挥增效减毒作用。

灵芝辅助治疗肿瘤的临床报告

临床报告1：灵芝口服液配合化疗治疗中晚期非小细胞肺癌

焉本魁等（1998）观察灵芝口服液（灵芝子实体提取液制剂）配合化疗治疗中晚期非小细胞肺癌56例的临床疗效。56例患者中，男性29例，女性27例，平均年龄56.2岁。诊断标准：具有高度怀疑的肺癌临床表现和流行病学特点，并经胸部X线片和肺部计算机断层成像（CT）以及病理组织学或细胞学检查确诊为原发性非小细胞肺癌病例；不能或不愿手术或术后肺内复发、播散；一般情况好，卡氏（Karnofsky）生活质量评分＞60，预计生存时间＞3个月；通过影像学检查如X线、CT或磁共振成像（MRI）测量病灶大小，供客观评价。56例均为Ⅱ～Ⅳ期肺癌患者，其中Ⅱ～Ⅲ期患者26例，Ⅲ～Ⅳ期患者30例。其中肺腺癌32例、鳞癌15例、鳞腺癌7例、大细胞癌 2 例。

将患者随机分为治疗组（灵芝口服液＋化疗）35 例，对照组（单用化疗）21 例。治疗前，治疗组和对照组平均 Karnofsky 生活质量评分分别为 60.5 分和 70 分，两组患者治疗前病情无显著性差异。治疗组于化疗同时口服灵芝口服液每次 20 ml，一日 3 次，1 个月为 1 疗程。化疗应用顺铂（DDP）加长春地辛（VDS）方案。对照组单用化疗。疗效判断：①近期疗效：连续用药 2 个疗程后，按照 WHO 实体瘤客观疗效评定标准，分为完全缓解（CR）、部分缓解（PR）、轻度缓解（MR）、稳定（SD）、无变化（NC）和进展（PD）。缓解率（RR）为 CR ＋ PR 率。②生活质量：按 Karnofsky 生活质量评分标准，用药 2 个疗程后，增加 > 10 分者为改善，无变化为稳定，减少 > 10 分为下降，观察红细胞（RBC）、白细胞（WBC）、血红蛋白（HGB）、血小板（PLT）、T 淋巴细胞及其亚群（T_3、T_4、T_8）的变化。所统计患者必须完成 2 个疗程治疗，未完成治疗的或者中途中止或死亡的都判为无效（PD）。

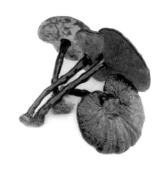

结果：治疗 2 个疗程后，治疗组 35 例中 CR 2 例（5.7%），PR 21 例（60%），NC 9 例（25.71%），PD 3 例（8.57%），CR ＋ PR 23 例（65.71%）；对照组 21 例中 CR 1 例（4.76%），PR 8 例（38.14%），NC 10 例（47.62%），PD 2 例（9.52%），CR ＋ PR 9 例（42.85%），两组 RR 比较，有显著性差异（$P < 0.01$）。

治疗组 Karnofsky 生活质量评分增加者有 24 例（68.57%），

稳定者有 7 例（20%），下降者有 4 例（11.43%）；对照组该评分增加者有 9 例（42.85%），稳定者有 8 例（38.10%），下降者有 4 例（19.05%）。治疗组生活质量改善率（68.57%）与对照组（42.85%）比较有显著性差异（$P < 0.01$）。

治疗组治疗后的各血象指标与治疗前比较无明显变化，而对照组治疗后 RBC、WBC、HGB、PLT 均有明显下降（表11-1），表明灵芝口服液能减轻化学治疗对骨髓造血功能的抑制。

治疗组 T_3、T_4 和 T_8 于治疗后均有不同程度的升高，与治疗前相比有显著性差异，对照组患者治疗后 T_3、T_4 和 T_8 各有不同程度的降低，与治疗前相比无显著性差异（表11-2），提示灵芝口服液能增强肿瘤患者的细胞免疫功能。

表 11-1　两组治疗前后血象变化（$\bar{x} \pm s$）

分组	RBC（$\times 10^{12}$/L）		WBC（$\times 10^9$/L）		HGB（g/L）		PLT（$\times 10^9$/L）	
	治疗前	治疗后	治疗前	治疗后	治疗前	治疗后	治疗前	治疗后
治疗组	4.5± 0.62	4.44± 0.65	6.24± 1.31	6.10± 1.32	125±4	125±4	221± 32	220± 33
对照组	4.51± 0.50	3.77± 0.61*	6.79± 1.46	5.13± 2.16*	128±6	108±9*	217± 46	183± 67*

* 治疗前后比较，$P < 0.05$。

表 11-2　两组治疗前后 T 淋巴细胞及其亚群的变化（$\bar{x} \pm s$）

分组	T_3（%）		T_4（%）		T_8（%）		T_4/T_8	
	治疗前	治疗后	治疗前	治疗后	治疗前	治疗后	治疗前	治疗后
治疗组	37.9± 6.5	42.9± 5.8*	32.4± 7.4	37.1± 6.5*	23.5± 6.3	26.2± 5.7*	1.33± 0.57	1.41± 0.38
对照组	36.8± 5.6	35.2± 5.0	33.2± 6.2	31.6± 5.7	23.9± 5.9	22.1± 5.0	1.38± 0.61	1.42± 0.56

* 治疗前后比较，$P < 0.05$。

临床报告2：灵芝胶囊联合放化疗对宫颈癌并发人乳头瘤病毒感染患者的疗效

乔丽娟等（2021）报告确诊为宫颈癌并发人乳头瘤病毒（HPV）感染患者150例，年龄28～59岁，平均年龄（45.82±7.34）岁，将患者随机分为观察组和对照组。观察组75例，病理类型：腺鳞癌8例，腺癌20例，鳞癌47例，FIGO分期：Ⅰb期33例，Ⅱa期28例，Ⅱb期14例；对照组75例，病理类型：腺鳞癌6例，腺癌19例，鳞癌50例，FIGO分期：Ⅰb期32例，Ⅱa期27例，Ⅱb期16例，两组患者无明显差异（$P > 0.05$）。诊断标准：《2016年NCCN宫颈癌临床实践指南》。纳入标准：①患者经病理组织活检确诊为宫颈癌；②患者的身体情况符合相关化疗条件；③患者FIGO分期≤Ⅱb期，肿块直径不小于4 cm。对照组患者给予同步放射治疗和化学治疗（紫杉醇联合顺铂的TP方案）。观察组在对照组放化疗的基础上加服灵芝胶囊（每粒含灵芝子实体提取物0.27 g），每次2粒，一日3次。按Resis实体瘤疗效评定标准，采用CT对患者治疗前后的目标肿瘤病灶进行测量及评估：目标病灶的最大直径增大≥20%或有新生病灶的出现为进展（PD）；目标病灶最大直径的增大＜20%或目标病灶的最大直径的缩小低于30%即为稳定（SD）；目标病灶的最大直径的缩小≥30%为部分缓解（PR）；目标病灶全部消失即为完全缓解（CR）。检测外周血T淋巴细胞亚群（CD4＋、CD8＋），并计算CD4＋/CD8＋比值；血清IL-6、TNF-α、C反应蛋白（CRP）；免疫组化SP法检测血管内皮生长因子（VEGF）和CD105蛋白表达水平。

结果：治疗后观察组CR 12例、PR 36例、SD 17例、PD 10例，总缓解（SD＋PR＋CR）率为86.67%；对照组CR 7例、PR 28例、SD 19例、PD 21例，总缓解率为72.00%，两

组间比较有显著差异（$P<0.05$）。治疗后，两组患者 CD4＋、CD4＋/CD8＋均增高，CD8＋均降低，观察组增高程度或降低程度与对照组比较均有显著差异（表 11-3）。两组治疗前炎症因子 IL-6、TNF-α、CRP 水平无显著差异（$P>0.05$），治疗后两组 IL-6、TNF-α、CRP 水平均下降，观察组较对照组降低更显著（表 11-4）。两组患者治疗前肿瘤组织血管生成的标志物 VEGF、CD105 水平无显著差异（$P>0.05$），治疗后两组患者的 VEGF、CD105 水平均降低，观察组显著低于对照组（表 11-5）。结论表明，灵芝胶囊联合同步放化疗可有效改善宫颈癌并发人乳头瘤病毒感染患者疗效，提高患者免疫功能，抑制肿瘤新生血管的形成。

段 11-3 两组外周血 T 淋巴细胞亚群（%，$\bar{x}\pm s$）

组别	例数	CD4＋（%）		CD4＋/CD8＋		CD8＋（%）	
		治疗前	治疗后	治疗前	治疗后	治疗前	治疗后
观察组	75	26.34±3.41	39.23±4.45[**]	0.81±0.01	1.49±0.18[*]	34.31±4.08	25.24±3.21[*]
对照组	75	25.45±3.58	31.23±3.83	0.82±0.02	1.19±016	35.19±4.26	30.34±4.01

与对照组比较，[*] $P<0.05$，[**] $P<0.01$。

表 11-4 两组血清炎症因子水平比较（$\bar{x}\pm s$）

组别	例数	IL-6（ng/ml）		TNF-α（ng/L）		CRP（mg/L）	
		治疗前	治疗后	治疗前	治疗后	治疗前	治疗后
观察组	75	10.68±3.12	4.35±1.03[*]	132.34±16.21	87.34±10.15[*]	23.42±3.16	12.34±1.45[**]
对照组	75	10.46±2.91	8.34±1.16	133.45±17.03	100.23±11.42	23.43±3.46	18.34±2.19

与对照组比较，[*] $P<0.05$，[**] $P<0.01$。

表 11-5　两组 VEGF、CD105 水平比较（$\bar{x} \pm s$）

组别	例数	VEGF（pg/ml）		CD105（μg/ml）	
		治疗前	治疗后	治疗前	治疗后
观察组	75	295.24±27.24	156.45±19.24**	137.57±16.86	32.35±3.27*
对照组	75	295.35±28.02	196.34±21.45	138.35±16.45	51.45±6.39

与对照组比较，* $P < 0.05$，** $P < 0.01$。

临床报告 3：复方灵芝孢子胶囊联合化疗治疗非小细胞肺癌

王静等（2016）观察复方灵芝孢子胶囊联合化疗治疗非小细胞肺癌（NSCLC）的临床疗效及对患者免疫功能的影响。将 134 例 NSCLC 患者随机分为观察组与对照组，每组各 67 例。对照组实施常规化疗，采用紫杉醇＋顺铂（TP）方案：每疗程第 1 天紫杉醇 135 mg/m²，顺铂 75 mg/m²，21 天为一个疗程，连续治疗 4 个疗程，在化疗前后使用保肝、止吐及抗过敏等常规辅助治疗。在此基础上，观察组联合服用复方灵芝孢子胶囊（由灵芝孢子粉、女贞子组成的复方），每次 4 粒，一日 3 次；对照组同时服用与该药外观一致的安慰剂。观察两组临床疗效及免疫功能改变。结果，观察组的显效率与总有效率均明显高于对照组（表 11-6），而骨髓抑制、胃肠道反应发生率均明显低于对照组（表 11-7）；治疗后观察组 CD3 ＋、CD4 ＋、CD8 ＋、CD4 ＋/CD8 ＋均有明显改善，且改善情况显著优于

表 11-6　两组临床疗效比较　　　　　　　　例数（%）

组别	病例数	CR	PR	SD	PD	显效	总有效
观察组	67	1 (1.49)	21 (31.34)	34 (50.75)	11 (16.42)	22 (32.84)△	56 (83.58)△
对照组	67	0 (0)	10 (14.93)	32 (47.76)	25 (37.71)	10 (14.93)	42 (62.69)

△ 与对照组比较，$P < 0.05$。

对照组（表 11-8）。结果指出，化疗联合复方灵芝孢子胶囊治疗 NSCLC 患者，能够有效提高临床疗效，减轻化疗所引起的不良反应，并能够明显改善患者的免疫功能。

表 11-7　两组不良反应情况　例数（%）

组别	病例数	骨髓抑制	胃肠道反应	肝功能异常	肾功能异常
观察组	67	32（47.76）[△]	16（23.88）[△]	4（5.97）	8（11.94）
对照组	67	48（71.64）	31（46.27）	9（13.43）	15（22.39）

[△] 与对照组比较，$P < 0.05$。

表 11-8　两组治疗前后相关免疫指标水平比较（$\bar{x} \pm s$）

组别	病例数	时间	CD3 + /%	CD4 + /%	CD8 + /%	CD4 + / CD8 +
观察组	67	治疗前	64.72± 7.48	37.06± 6.45	32.85± 8.14	1.33± 0.35
		治疗后	71.79± 8.52[*△]	47.58± 7.31[*△]	22.16± 7.32[*△]	2.49± 0.28[*△]
对照组	67	治疗前	65.13± 8.26	36.79± 7.82	32.26± 7.93	1.32± 0.37
		治疗后	59.47± 7.21[*]	34.28± 6.89[*]	34.69± 8.09[*]	1.03± 0.41[*]

[*] 与治疗前比较，$P < 0.05$；[△] 与对照组比较，$P < 0.05$。

临床报告 4：灵芝孢子粉辅助化疗治疗消化系统肿瘤

齐元富等（1999）报告灵芝孢子粉辅助化疗治疗消化系统肿瘤。200 例住院肿瘤患者，均经细胞学或病理学诊断（肝癌为临床诊断）。全部病例 Karnofsky 生活质量评分 > 60 分，本次治疗前 1 个月内未经过抗癌治疗，且无心、肝、肾、脑功能异常和骨髓造血功能障碍。试验组 100 例患者中，胃癌 34 例，食管癌 25 例，肝癌 21 例，大肠癌 13 例，其他（胰腺癌、胆囊癌、胆管癌、胃恶性淋巴瘤）7 例；男性 61 例，女性 39 例；年龄 26 ～ 72 岁，平均 54.4 岁；肿瘤 TNM 分期：Ⅲ期 36

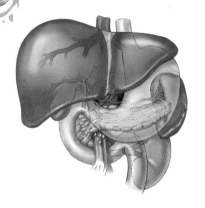

例，Ⅳ期 64 例；病程 0.2 ～ 18 个月，平均 2.3 个月。对照组 100 例，其中胃癌 32 例，食管癌 28 例，肝癌 26 例，大肠癌 9 例，其他（胰腺癌、胆囊癌、壶腹周围癌）5 例；男性 68 例，女性 32 例；年龄 24 ～ 76 岁，平均 58.3 岁；肿瘤 TNM 分期：Ⅲ 期 32 例，Ⅳ 期 68 例；病程 0.2 ～ 21 个月，平均 2.7 个月。试验组口服灵芝孢子粉胶囊（每粒 0.25 g），每次 4 粒，每日 3 次。对照组口服贞芪扶正冲剂（每包 15 g），每次 1 包，每日 3 次。均服药 4 周为 1 个疗程，用药不少于 2 个疗程。两组患者均在每疗程开始当日行常规化疗。胃癌、肝癌及大肠癌等用 5- 氟尿嘧啶＋多柔比星＋丝裂霉素（FAM 方案），食管癌用卡铂＋ 5- 氟尿嘧啶＋平阳霉素（CFP 方案）。4 周为 1 个周期，连续应用 2 个周期。疗程结束后判定疗效。治疗过程中，除化疗期间适当给予静脉营养支持外，均未给予升白细胞、升血小板及止吐药物。

治疗结果如下：①近期客观疗效：按 1979 年 WHO 疗效标准评定，分完全缓解（CR）、部分缓解（PR）、无变化（NC）、进展（PD），其中 CR ＋ PR 计为有效。试验组有效率为 43%，其中 CR 3 例、PR 40 例、NC 45 例、PD 12 例；对照组有效率为 33%，其中 CR 2 例、PR 31 例、NC 48 例、PD 19 例。两组间有显著差异（$P < 0.05$）。②生活质量变化：采用 Karnofsky 评分法评定生活质量，治疗后 Karnofsky 评分提高 ≥ 10 分为上升，减低 > 10 分为下降，上、下波动在 10 分以内为稳定。试验组生活质量评分上升 66 例，稳定 23 例，下降 11 例；对照组生活质量评分上升49例，稳定19例，下降32例。两组比较有显著差异（$P < 0.05$）。③体重变化：治疗后体重增加≥1.5 kg为上升，减少> 1.5 kg为下降，上、下波动在1.5 kg以内为稳定。试验组体重上升68例，稳定21例，下降11例；对照组体重上升45例，稳定26例，下降29例。两组比较有显著差异（$P < 0.05$）。④外周血象变化：试验组治疗末白细胞恢复正常者89例，低于正常者11例；对照组恢复正常者93例，低于正常者7例。两组比较无显著差异（$P > 0.05$）。试验组血小板恢复正常者92例，低于正常者8例；对照组恢复正常者95例，低于正常者5例。两组比较无显著差异（$P > 0.05$）。⑤免疫功能变化：治疗后与治疗前比较，试验组CD3＋（％）、CD4＋/CD8＋、T淋巴细胞转化率（％）均显著增加；对照组上述免疫指标治疗前后均无显著变化，而试验组治疗后与对照组治疗后比较，上述细胞免疫学指标的改善均有显著差异（表11-9）。试验组服药期间未见明显不良反应。以上结果表明，灵芝孢

表 11-9　两组患者治疗前后免疫学指标变化比较（$\bar{x} \pm s$）

组别	例数		CD3＋（％）	CD4＋/CD8＋	T淋巴细胞转化率（％）	补体 C3（g/L）	IgG（g/L）
试验组	100	治疗前	55.35±7.30	1.35±0.67	60.19±8.05	1.05±0.37	6.42±3.59
		治疗后	67.23±6.61**△	1.58±0.44*△	65.02±9.64*△	1.12±0.31	7.76±4.12
对照组	100	治疗前	55.16±6.32	1.31±072	58.45±7.56	1.08±0.34	7.25±3.81
		治疗后	58.12±7.88	1.46±0.85	61.81±10.20	1.17±0.26*	7.93±4.64

与本组治疗前比较，$^*P < 0.05$，$^{**}P < 0.01$；与对照组治疗后比较，$^△P < 0.05$。

子粉胶囊可作为肿瘤化疗的辅助治疗用药，具有增效、减毒作用。

临床报告5：灵芝孢子粉联合化疗对原发性肝癌手术后复发的影响

甄作均等（2012）报告，采用完全随机对照的前瞻性研究，将60例根治性肝癌切除术后病理诊断为肝细胞肝癌的患者随机分为术后常规治疗组和灵芝孢子粉治疗组。两组患者年龄、性别构成比、肿瘤大小以及术前血清甲胎蛋白（AFP）＞20 ng/ml、微血管侵犯、肿瘤卫星结节、乙肝感染和肝硬化患者比例均无明显差异，术后抗病毒治疗患者比例以及术中输血、住院时间比较，也无明显差异。研究起点为肝癌切除术后第1天，研究主要终点为肝癌术后复发，次要终点为术后死亡。随访时间2年，同时记录相关治疗的不良反应。无瘤生存期（DFS）为肝癌根治性切除术后至肿瘤复发时间，总生存期（OS）为肝癌切除术后至患者术后死亡或随访结束的时间。

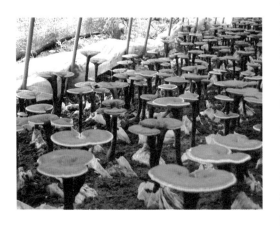

常规治疗组术后给予放化疗，加服其他免疫调节药物，根据病情给予护肝或抗病毒等常规治疗。灵芝孢子粉治疗组在常规治疗的基础上加用灵芝孢子粉，每次口服5粒（每粒0.3 g），每日3次，连续服用半年。治疗过程中如出现肝癌复发或转移，仍继续服用至规定疗程。

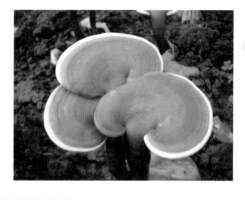

患者术后随访，每3个月复查一次，复查项目包括专科门诊、影像学检查、肿瘤标志物检查。复发诊断标准为CT或MRI诊断为肝癌复发，或肝穿刺活检病理诊断为肝癌。

结果：两组全部病例完成随访，灵芝孢子粉治疗组无退出治疗的病例。两组患者在肿瘤复发前均未接受其他抗肿瘤治疗与免疫治疗。2 年无瘤生存率常规治疗组为 53.3%，灵芝孢子粉治疗组为 70.0%，两组比较有显著性差异（$P < 0.05$）。常规治疗组的平均复发时间为 8.7 个月，灵芝孢子粉治疗组平均复发时间为 13.4 个月，两组比较有显著性差异（$P < 0.05$）。

2 年随访期中，常规治疗组肿瘤术后复发 14 例，其中 3 例予以再次手术切除，6 例经导管动脉化疗栓塞术（TACE）治疗，3 例经射频消融治疗，2 例经氩氦刀冷冻治疗；灵芝孢子粉治疗组肿瘤术后复发 9 例，其中 2 例再次手术切除，3 例经 TACE 治疗，2 例经射频消融治疗，2 例经氩氦刀冷冻治疗。灵芝孢子粉治疗组于肿瘤复发后继续服用灵芝孢子粉治疗。常规治疗组患者 2 年总体生存率为 60.0%，灵芝孢子粉治疗组为 83.3%，常规治疗组患者 2 年总体生存率显著低于灵芝孢子粉治疗组（$P < 0.05$）。术后两组患者的并发症和药物不良反应发生率无显著差异（$P > 0.05$）。灵芝孢子粉可以减少肝癌根治术后复发，延长患者总体生存率，安全有效。

临床报告 6：灵芝孢子粉对原发性肝癌术后肝功能影响

甄作均等（2012）将 80 例原发性肝癌切除术后的患者随机分为对照组和治疗组，每组各 40 例。对照组采用常规护肝治疗：复方甘草酸苷注射液＋极化液（10% 葡萄糖溶液 500 ml ＋10% 氯化钾 10 ml ＋常规胰岛素 10 U）静脉滴注，每日 1 次。治疗组在常规护肝的基础上，加灵芝孢子粉（每粒 0.3 g）口服，每次 5 粒，一日 3 次。术后 1、3、7 日检测谷丙转氨酶（ALT）、谷草转氨酶（AST）、胆红素（TBIL）、白蛋白（ALB）和凝血酶原时间（PT）的变化，比较灵芝孢子粉治疗对原发性肝癌术后肝功能的影响，结果见表 11-10。治疗组和对照组术后第 1 天均出现较为明显的肝功能损害（$P = 0.875$）；术后第 3 天治疗组较对照组肝功能损害明显好转（$P = 0.038$）；术后 7 天，治疗组肝功能基本恢复正常，而对照组仍有较明显的肝功能损害（$P = 0.026$）。对照组术后出现 2 例肝功能不全，经人工肝和进一步对症治疗后好转，治疗组无肝功能不全和肝衰竭发生，治疗组较对照组肝癌术后的肝功能（$P = 0.032$）、胆红素水平（$P = 0.045$）和血浆白蛋白水平（$P = 0.027$）明显改善，两组术后

表 11-10　原发性肝癌切除术后不同护肝治疗组肝功能指标的比较

组别	ALT （U/L）	AST （U/L）	TBIL （μmol/L）	ALB （g/L）	PT（s）
常规护肝组					
术后 1 日	501±122	436±117	39±8	26±3	15.7±3.3
术后 3 日	398±87	325±91	27±9	28±2	13.4±2.9
术后 7 日	125±43	105±38	21±4	30±4	10.8±1.6
灵芝孢子粉组					
术后 1 日	518±103	421±123	38±9	25±4	16.1±3.6
术后 3 日	137±94	109±62	21±6	34±4	11.6±2.4
术后 7 日	35±9	28±7	12±6	38±5	10.7±1.5

凝血功能无明显差异（$P = 0.581$）。

临床报告7：灵芝孢子粉对肝癌患者术后细胞免疫功能的影响

甄作均等（2013）采用计算机随机数字表法将70例肝癌患者随机分为常规护肝治疗组（常规护肝组）和灵芝孢子粉治疗组（灵芝孢子粉组）。常规护肝组35例，其中男性30例，女性5例，年龄（51±10）岁；灵芝孢子粉组35例，男性28例，女性7例，年龄（50±9）岁。另选择35例健康体检者作为健康对照组。常规护肝组术后1天开始给予复方甘草酸苷注射液＋极化液；灵芝孢子粉组在常规护肝治疗的基础上，术后1天开始口服灵芝孢子粉（每粒0.3 g），每次5粒，一日3次。分别于术前（或入组时）及术后1、7、28日检测外周血T淋巴细胞亚群（CD4＋、CD8＋）和自然杀伤（NK）细胞。CD4＋、CD8＋、NK细胞占淋巴细胞百分率的比较采用t检验。结果显示，肝癌患者CD4＋细胞百分率（34%±7%），较健康对照组（43%±7%）明显降低（$t = 5.63$，$P < 0.05$）；肝癌患者CD8＋细胞百分率（30%±3%）较健康对照组（27%±3%）明显升高（$t = 4.83$，$P < 0.05$）；肝癌患者NK细胞百分率（13%±4%）较健康对照组（19%±5%）明显降低（$t = 6.18$，$P < 0.05$）。表11-11结果显示，常规护肝组肝癌患者术前的CD4＋、CD8＋及NK细胞百分率与灵芝孢子粉组患者术前比较无显著差异。与术前相比，两组肝癌患者术后1天的CD4＋、CD8＋及NK细胞百分率均显著降低。灵芝孢子粉组术后7、28日的CD4＋细胞百分率与常规护肝组比较明显升高，CD8＋细胞百分率明显降低，NK细胞百分率明显升高。结果指出，肝癌患者术前及术后早期细胞免疫功能受到抑制，

灵芝从神奇到科学

表11-11 两组肝癌患者围术期外周血 T 淋巴细胞亚群与 NK 细胞占淋巴细胞百分率的比较（%，$\bar{x}\pm s$）

组别	例数	CD4+细胞				CD8+细胞				NK 细胞			
		术前	术后 1 日	术后 7 日	术后 28 日	术前	术后 1 日	术后 7 日	术后 28 日	术前	术后 1 日	术后 7 日	术后 28 日
常规护肝组	35	34±7	29±4	33±5	38±6	30±4	28±4	33±5	29±3	14±4	12±4	15±3	16±4
灵芝孢子粉组	35	34±7	30±3	37±4	42±7	31±3	28±3	29±3	27±3	13±4	10±3	17±3	18±4
t 值		0.00	1.18	3.70	2.39	1.18	0.00	4.06	2.79	1.05	1.27	2.79	2.09
P 值		1.00	>0.05	<0.05	<0.05	>0.05	1.00	<0.05	<0.05	>0.05	>0.05	<0.05	<0.05

术后早期应用灵芝孢子粉可改善患者的细胞免疫抑制状态，有利于维护机体的免疫平衡，对患者术后的恢复及预后具有积极意义。

临床报告8：薄芝糖肽注射液联合伽马刀治疗晚期肺癌

崔屹等（2012）报告薄芝糖肽注射液联合伽马刀治疗局部晚期肺癌的疗效。84例晚期肺癌患者，男性53例，女性31例，平均年龄57.3岁，有转移者53例。其中鳞癌38例，腺癌16例，小细胞癌22例，大细胞癌8例。患者血常规均正常，Karnofsky生活质量评分 > 60分，肿物直径 0.8 ~ 13.4 cm；均经外科会诊后认为不宜行手术切除。将84例随机分为联合组（伽马刀治疗加薄芝糖肽注射液）和对照组（单纯伽马刀治疗），每组42例。两组患者在年龄、性别、病灶大小、临床症状和实验室检测指标等方面的差异均无统计学意义，具有可比性（$P > 0.05$）。

采用 SGS-I 型立体定位超级伽马射线放射治疗系统。患者均经螺旋 CT 增强薄层扫描后取得定位影像；其三维图像重建、显示均在治疗规划系统上进行；计划靶体积根据肿瘤所在位置及其大小确定，等剂量曲线为 50% ~ 60%，肿瘤直径 < 5 cm 的单次剂量为 3 ~ 4 Gy，肿瘤直径 > 5 cm 的单次剂量为 2.5 ~ 3.5 Gy，多次治疗总剂量为 35 ~ 45 Gy；治疗 8 ~ 12次，通常每天 1 次。联合组于伽马刀治疗前 3 天给予静脉输注薄芝糖肽注射液，每天 6 ml，每 3 周为 1 个疗程，共 3 个疗程。对照组单纯进行伽马刀治疗。

分别于伽马刀治疗前后测定患者的外周 WBC、癌胚抗原（CEA）水平；比较患者治疗前后 Karnofsky 生活质量评分，以 VAS 法评定疼痛标准；在治疗 6 个月时复查胸部 CT 扫描，评估疗效。参考 WHO 实体瘤疗效评定标准：完全缓解（CR）为肿瘤完全消退 4 周以上，无新的病灶出现；部分缓解（PR）为肿瘤消退 > 50%，4 周以上且无新的病灶出现；稳定（SD）为肿瘤消退 < 50% 或增大 < 25%；病变进展（PD）为肿瘤增大 > 25% 或出现新的病灶。

根据急性放射反应分级标准记录患者住院治疗期间发生的不良反应。

治疗后大部分患者 WBC、VAS 评分水平均有不同程度的改善，联合组较对照组改善更明显（$P < 0.05$）；治疗后两组患者 Karnofsky 生活质量评分均高于治疗前，联合组较对照组更明显（$P < 0.05$）。联合组 CEA 指标与对照组比较，无统计学意义（$P > 0.05$），见表 11-12。

治疗后 6 个月复查两组患者肺部 CT 扫描，评估疗效（见表 11-13）。联合组患者的疗效优于对照组，差异有统计学意义（$P < 0.05$）。

治疗期间两组均出现了血液系统不良反应，尤以 WBC 减少为主。患者出现非血液系统不良反应以胸腔积液增加和呼吸道反应（咳嗽、咳痰、咯血等）为主。联合组患者不良反应的发生率显著低于对照组（$P < 0.05$），见表 11-14。

表 11-12　两组患者 WBC、CEA、Karnofsky 生活质量评分、VAS 评分比较（$\bar{x} \pm s$）

组别	n	时间	WBC（$\times 10^9$/L）	CEA 指标	Karnofsky 生活质量评分	VAS 评分
对照组	42	治疗前	4.87±2.52	41.6±40.8	63.54±15.33	4.55±1.64
		治疗后	3.16±1.74*	38.7±36.8	65.47±10.45*	3.07±1.33*
联合组	42	治疗前	4.65±2.65	43.7±39.7	60.85±17.54	4.58±1.95
		治疗后	4.08±2.14*#	32.5±35.4	77.45±19.35*#	2.33±1.21*#

* $P < 0.05$，与治疗前比较；# $P < 0.05$，与对照组治疗后比较。

表 11-13　两组患者疗效对比（例）

组别	n	CR	PR	SD	PD	死亡
对照组	42	1	15	12	10	4
联合组	42	3	23	9	6	1

表 11-14　两组患者的不良反应

组别	n	白细胞减少	胸腔积液增加	呼吸道反应
对照组	42	71.4%（30/42）	45.2%（19/42）	35.7%（15/42）
联合组	42	45.2%（19/42）*	23.8%（10/42）	21.4%（9/42）

* $P < 0.05$，与对照组比较。

研究结果显示，伽马刀治疗晚期肺癌效果确切，联合薄芝糖肽注射液能增强伽马刀的疗效，减轻伽马刀治疗的副作用。

临床报告 9：薄芝糖肽注射液预防宫颈癌患者的放化疗血液毒性

张迁（2011）报告 28 例宫颈癌术后接受同步放化疗的患者，依照临床病理分型及相关理化检查确定 I 期 7 例，II 期 13 例，III 期 8 例。宫颈鳞状细胞癌 21 例，腺癌 6 例，小细胞未分化癌 1 例。年龄在 35 ～ 56 岁之间，平均年龄为 46.23 岁。28 例患者依照就诊的时间顺序平均分为观察组和对照组，每组 14 例，每组患者在年龄、病情分期、病理类型上无明显差异，具有可比性。对照组采用同步放化疗，放疗采用外照 DT40 ～ 44 Gy/20 ～ 22 f 然后缩小范围进行后程加速超分割治疗，每天 2 次，每次 1.5 Gy，间隔 4 ～ 6 h，至总剂量 DT64 ～ 70 Gy/36 ～ 40 f。化疗方案为顺铂 20 mg/m^2，每周 1 次，共 4 周，同时根据患者的身体状况补充适当的能量、维生素。观察组在对照组的治疗方案基础上加用薄芝（薄树芝，*Ganoderma capense*）糖肽注射液 4 ml 溶入 0.9% 氯化钠注射液或 5% 葡萄

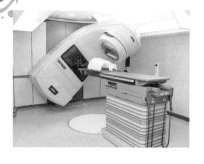

糖注射液 250 ml 中，静脉滴注，每日 1 次，4 周为 1 疗程。

疗效评价：检测治疗前、治疗中每周及疗程结束后的外周血细胞计数数据，参照 WHO 血液毒性分级标准进行判断、统计，将放化疗后患者血液毒性分为 4 级，并观察临床症状（神疲、乏力、食欲减退、恶心、呕吐）及肝功能变化。

表 11-15 和表 11-16 结果指出，观察组治疗前后血象无明显变化，即未因同步放化疗出现毒副作用。而对照组同步放化疗后白细胞（WBC）、红细胞（RBC）、血红蛋白（Hb）、血小板（PLT）均显著降低，血液毒性 Ⅰ ～ Ⅲ 级 10 例，12 例患者存在明显的神疲、乏力、食欲减退、恶心、呕吐等症状及肝功能异常。结果说明薄芝糖肽能保护骨髓，减轻放化疗血液毒

表 11-15　两组患者治疗前后血象变化，$\bar{x} \pm s$

组别		WBC（10^9/L）	RBC（10^{12}/L）	Hb（g/L）	PLT（10^9/L）
观察组	治疗前	8.11±0.61	4.59±0.14	114.12±5.1	211.08±14
	治疗后	7.99±0.70*	5.40±0.11*	120.07±4.9*	204.30±18*
对照组	治疗前	8.26±0.73	4.67±0.10	119.13±5.4	209.89±12
	治疗后	3.46±0.46	2.11±0.09	65.21±3.2	99.08±10

* $P < 0.05$，与对照组治疗后比较。

表 11-16　两组患者治疗后血液毒性比较（例数）

组别	例数	0 级	Ⅰ	Ⅱ	Ⅲ	Ⅳ
观察组	14	11	2	1	0	0
对照组	14	4	1	3	6	0

性，改善临床症状并有保肝作用。

临床报告 10：灵芝代泡剂减轻化疗的胃肠道反应

周建等（2001）观察灵芝代泡剂在肿瘤辅助治疗中的作用。309 例临床明确诊断为恶性肿瘤的中晚期患者，其中治疗组 155 例，对照组 154 例；两组患者入院时全身状态、白细胞总数、粒细胞计数、食欲状况及化疗方案基本相似，化疗前白细胞总数比较，经统计学处理，无显著差异。两组病例均以基本相同化疗方案、化疗程序及类似止吐药和升白细胞药物辅助，治疗组在化疗前 3 天开始泡饮灵芝代泡剂，每次 2 ～ 4 g，一日 2 次，连用 15 ～ 20 日。疗效指标：①恶心、呕吐分级：0 级为无恶心、呕吐，Ⅰ级为每日呕吐 1 ～ 2 次，Ⅱ级为每日呕吐 3 ～ 4 次，Ⅲ级为每日呕吐 ≥ 5 次。②进食情况分度：Ⅰ度为几乎不能进食或食量少于正常一半，Ⅱ度为食量为正常一半，Ⅲ度为正常进食。③周围血象变化：化疗前及化疗后每隔 3 日测一次，连测 3 ～ 4 次。

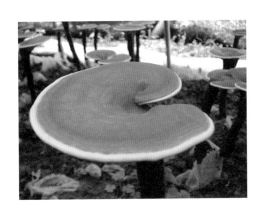

结果：化疗后，治疗组呕吐反应分别为 0 级 59 例、Ⅰ级 77 例、Ⅱ级 16 例、Ⅲ级 3 例，而对照组分别为 31 例、92 例、25 例、6 例。治疗组进食量Ⅰ度 17 例、Ⅱ度 81 例、Ⅲ度 57 例，对照组分别为 39 例、74 例、41 例。治疗组较对照组白细胞总数下降例数亦有所减少。结果表明灵芝代泡剂能减轻化疗后呕吐反应，促进食欲，具有辅助治疗作用。

临床报告 11：灵芝提取物胶囊改善化疗所致癌症患者的免疫功能低下

林能俤等（2004）将经病理学、细胞学和 CT 检查确诊的 114 例癌症（胃癌、食管癌、肺癌、肝癌、宫颈癌、结肠癌和膀胱癌）患者随机分为化疗＋灵芝组（66 例）和单纯化疗组（48 例）进行治疗前后对照和组间比较以观察灵芝提取物配合化疗治疗癌症的疗效。单纯化疗组：选用 FAM 化疗方案治疗，即 5- 氟尿嘧啶＋阿霉素＋丝裂霉素。6 周为 1 疗程。根据病情于 4～5 个月后再用 1 疗程加以巩固。化疗＋灵芝组：化疗方案同对照组，从化疗开始至化疗以后服灵芝（子实体）提取物胶囊，每次 4 粒，每日 4 次，40 天为 1 疗程。

从表 11-17 结果可见，灵芝提取物胶囊可明显改善化疗所致癌症患者的免疫功能抑制。治疗前后化疗＋灵芝组的自然杀伤细胞（NK）活性和 CD3＋、CD4＋、CD8＋T 细胞亚型（%）均无显著差异，患者的中医临床症状、生活质量亦获改善，但单纯化疗组治疗后 NK 活性和 CD3＋、CD4＋、CD8＋T 细胞亚型（%）均明显降低。

表 11-17　化疗＋灵芝组与单纯化疗组 NK 及 T 细胞亚群变化情况，$\bar{x}\pm s$

组别	例数		CD3＋	CD4＋	CD8＋	NK
化疗＋灵芝组	66	前	51.43±6.00	36.57±6.69	31.20±6.90	51.24±7.90
		后	50.67±6.29	37.10±6.49	30.24±7.60	48.10±7.90
单纯化疗组	48	前	50.99±6.52	37.75±7.40	30.99±6.69	51.40±6.62
		后	43.38±6.39*	31.01±6.31*	26.42±7.15*	44.43±7.19*

* 组内治疗前后比较，$P < 0.05$。

临床报告 12：灵芝孢子粉胶囊对脾虚证的肿瘤放化疗患者的临床疗效

倪家源等（1997）报告灵芝孢子粉胶囊对脾虚证的肿瘤放化疗患者 100 例的临床疗效。门诊和住院患者共 160 例，分为试验组 100 例（化疗 50 例，放疗 50 例）、对照组 60 例（化疗 30 例、放疗 30 例）。两组性别、年龄无明显差异。中医辨证（脾虚证主症）：食欲减退，神疲懒言，肢体倦怠，食后腹胀，大便稀溏；舌淡；脉细无力。160 例均符合上述任何三项主症加舌象或脉象，其中属脾虚证五个主症前三症即"食欲减退，神疲懒言，肢体倦怠"者，试验组占 69% ～ 87%，对照组占 76.7% ～ 80%。160 例患者均经西医影像学与病理细胞学明确诊断为食管癌、肺癌、乳腺癌等 12 种肿瘤，试验组与对照组病种分布也几无差异。试验组，在常规放化疗前 3 天开始口服灵芝孢子粉胶囊，每次 0.4 g，一日 3 次，连续服用 1 个月为 1 疗程。对照组仅常规放化疗。

临床观察指标：中医脾虚证五大主症中任何三项加舌象或脉象的症状改善，采用中医证候积分法。生活质量标准，采用 Karnofsky 生活质量评分法。同时进行实验室检查观察治疗前后外周血白细胞、淋巴细胞、血小板计数、免疫球蛋白水平。疗效判定标准如下：①显效：症状、体征明显改善，证候积分下降 ≥ 2/3，Karnofsky 生活质量评分提高 30 分，实验室客观检查指标改善 11% ～ 20%。②有效：症状、体征有所改善，证候积分下降 ≥ 1/3，Karnofsky 生活质量评分提高 10 分，实验室客观检查指标改善 5% ～ 10%。③无效：症状、体征无改善，证候积分下降 ＜ 1/3，Karnofsky 评分无提高，客观检查指标无改善。

结果试验组和对照组患者 Karnofsky 生活质量评分有效

（显效＋有效）率分别为 91.0%、30.0%；中医证候积分法有效率分别为 86.0%、26.7%，脾虚证五个主症改善达（＋）以上的平均有效率分别为 73.9%、15.8%；前三大主症平均有效率分别为 87.4%、26.3%（表 11-18），两组各项有效率之间比较均有显著差异。两组中部分癌种病例治疗前后的白细胞计数与血红蛋白量均有显著差异（表 11-19）。

表 11-18 两组患者主症改善的效果比较

症状	试验组		对照组	
	例数	有效	例数	有效
食欲减退	69	61（88.4%）	46	14（30.4%）
神疲懒言	87	79（90.8%）	48	11（22.9%）
肢体倦怠	83	69（83.1%）	47	12（25.5%）
食后腹胀	12	6（50.0%）	6	0（0）
大便稀溏	14	8（57.1%）	7	0（0）

表 11-19 两组治疗前后部分血液学疗效比较（$\bar{x} \pm s$）

	项目	级别	n	治疗前	治疗后	差数
肺癌	WBC（10^9/L）	试验组	10	3.93±0.48	4.77±0.43	0.76±0.53
		对照组	9	4.59±0.36	4.00±0.15	－0.70±0.29
	Hb（g/L）	试验组	10	8.53±1.67	9.72±1.24	1.08±0.75
		对照组	9	8.00±0.66	7.33±1.17	－0.89±0.22
食管胃癌	WBC（10^9/L）	试验组	10	3.83±0.50	4.90±0.82	1.07＋0.93
		对照组	10	4.45±1.04	3.62±0.49	－0.85±0.94
	Hb（g/L）	试验组	10	8.23±1.67	10.08±8.91	1.85±0.86
		对照组	10	8.15±1.67	6.26±10.21	－1.89±1.92

临床报告 13：灵芝孢子粉对接受内分泌治疗的乳腺癌患者的癌相关性疲劳的改善作用

Zhao H（2012）等将 48 名进行内分泌治疗并具有癌相关性疲劳症状的乳腺癌患者随机分为试验组和对照组。试验组患者接受口服灵芝孢子粉每次 1000 mg，一日 3 次，共治疗 4 周。对照组服用安慰剂治疗。在治疗前后，患者进行癌症治疗相关疲劳功能评估表（FACIT-F，评分增加表示改善）、焦虑及抑郁量表（HADS，评分减少表示改善）、生活质量问卷表（EORTC QLQ-C30，评分减少表示改善）的评估，并检测患者血液中的 TNF-α 和 IL-6 的水平和肝肾功能。应用配对检验及回归分析对结果进行统计学分析。

FACIT-F 评估结果显示，与对照组相比，试验组患者接受灵芝孢子粉治疗后身体状况评分及疲劳程度评分均明显升高（表 11-20）。HADS 及 EORTC QLQ-C30 结果显示，实验组患者的焦虑及抑郁程度降低及生活质量满意度增高（表 11-21，表 11-22）。试验组患者用药前后血液中 TNF-α 分别为 128.70 pg/ml 和 71.89 pg/ml，IL-6 分别为 62.43 pg/ml 和 37.62 pg/ml，用药后血液中癌相关性疲劳的标志物 TNF-α 和 IL-6 均明显降低，对照组则无明显变化（图 11-1，图 11-2）。表明灵芝孢子粉可改善接受内分泌治疗乳腺癌患者的癌相关性疲劳，改善患者的抑郁程度，提高生活质量。服用灵芝孢子粉过程中无严重不良反应发生。

表 11-20　试验组和对照组 FACIT-F 评分

分量表（分数范围）	试验组（$n = 25$）	对照组（$n = 23$）
身体状况（0 ～ 28）		
治疗前	20.35±4.07	19.43±4.19

分量表（分数范围）	试验组（$n = 25$）	对照组（$n = 23$）
治疗后	24.62±3.27**##	20.65±3.97
社交 / 家庭（0 ～ 28）		
治疗前	21.35±3.91	20.89±3.91
治疗后	22.37±3.61	21.12±4.07
情绪（0 ～ 24）		
治疗前	17.61±4.00	16.73±3.87
治疗后	21.49±2.21*#	17.99±2.07
功能状况（0 ～ 28）		
治疗前	17.87±4.93	17.35±4.87
治疗后	22.87±5.13*#	18.29±3.79
疲劳分量表（0 ～ 52）		
治疗前	39.76±5.10	40.35±6.10
治疗后	46.78±5.07**##	40.92±5.62
总数（0 ～ 160）		
治疗前	120.31±20.15	119.65±18.99
治疗后	141.09±17.23**##	121.01±19.13

* $P < 0.05$，** $P < 0.01$，与试验组治疗前比较；# $P < 0.05$，## $P < 0.01$，与对照组治疗后比较。

表 11-21　乳腺癌患者焦虑及抑郁量表（HADS）评分

症状	试验组（$n = 25$）	对照组（$n = 23$）
焦虑		
治疗前	6.3±3.2	6.5±3.4
治疗后	4.1±2.9*#	6.1±3.2
抑郁		
治疗前	4.9±3.8	4.8±3.1
治疗后	3.1±2.8**###	4.6±2.9

症状	试验组（$n = 25$）	对照组（$n = 23$）
总计		
治疗前	10.9±4.1	10.8±3.9
治疗后	7.1±3.1***###	9.8±3.4

* $P < 0.05$，** $P < 0.01$，与试验组治疗前比较；# $P < 0.05$，## $P < 0.01$，与对照组治疗后比较。

表 11-22　乳腺癌患者 EORTC QLQ-C30 症状评分

症状	试验组（$n = 25$）	对照组（$n = 23$）
疲劳		
治疗前	43.7±17.9	42.3±15.7
治疗后	31.1±18.1***##	40.2±16.8
疼痛		
治疗前	32.4±12.7	31.3±13.6
治疗后	29.3±14.6	30.7±17.3
睡眠障碍		
治疗前	56.5±21.8	55.8±22.6
治疗后	42.3±26.2***##	53.9±24.8
食欲不振		
治疗前	32.5±19.3	32.3±17.4
治疗后	24.3±18.4*#	30.3±16.5
便秘		
治疗前	31.1±11.4	32.5±12.8
治疗后	28.2±13.3	30.6±14.7
腹泻		
治疗前	12.9±10.9	12.7±10.5
治疗后	11.8±8.8	10.6±9.6

* $P < 0.05$，** $P < 0.01$，与试验组治疗前比较；# $P < 0.05$，## $P < 0.01$，与对照组治疗后比较。

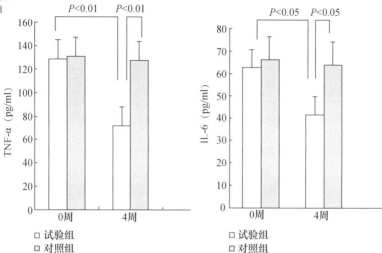

图 11-1 试验组和对照组给药前和给药后 4 周 TNF-α 血浓度

图 11-2 试验组和对照组给药前和给药后 4 周 IL-6 血浓度

临床报告 14：动态生物标志物显示灵芝孢子粉对乳腺癌和肺癌手术后患者的免疫效应

Y. Deng 等（2021）探讨动态测定 T 淋巴细胞亚群、细胞因子和炎症生物标志物在预测灵芝（*G. lucidum*）孢子粉对手术后乳腺癌和肺癌患者免疫治疗效果方面的影响。120 例 Ⅰ～Ⅲ期三阴性乳腺癌和非小细胞肺癌手术后患者参与研究，灵芝组 63 例，每次口服灵芝孢子粉 2000 mg，一日 2 次，共服用 6 周，对照组 57 例，服用安慰剂。两组患者的年龄、体重、临床分期、肿瘤病理类型、东部肿瘤协作组（ECOG）表现状态评分和一线化疗药物应用均无显著差异（$P > 0.05$）。

采用流式细胞术和 PCR 检测 T 淋巴细胞亚群与相关细胞因子，采用 Spearman 相关分析评估结果。用 Kaplan-Meier 和

Cox 回归分析白蛋白与球蛋白比值（AGR）和中性粒细胞与淋巴细胞比值（NLR）与灵芝治疗及预后的关系。

治疗 6 个月后，如表 11-23 结果所示，灵芝组患者 CD3 ＋ CD4 ＋、CD3 ＋ HLADR － 亚型较多，而 CD4 ＋ CD25 ＋、CD3 ＋ HLADR ＋亚型较少；对照组预先就有 HLADR ＋亚型增高。灵芝组与对照组比较抗肿瘤的细胞毒 T 细胞（CTL）

表 11-23　两组 T 细胞亚型检测结果

T 细胞亚型（％）	对照组（ n ＝ 57）	灵芝组（ n ＝ 63）
CD3 ＋	66.4±10.6	72.0±6.0**
CD3 ＋ CD4 ＋	37.7±10.5	42.0±6.4*
CD3 ＋ CD8 ＋	26.1±7.9	26.1±6.4
CD4 ＋ /CD8 ＋	1.5±0.8	1.8±0.7
CD3 － CD16 ＋ CD56 ＋	8.2±6.6	6.7±4.5
CD3 ＋ CD16 ＋ CD56 ＋	16.9±11.0	12.5±6.0**
CD4 ＋ CD29 ＋	18.4±7.0	20.2±4.8
CD4 ＋ CD25 ＋	10.0±4.0	8.4±3.5*
CD3 ＋ HLADR ＋	9.7±6.5	1.7±1.0**
CD3 ＋ HLADR －	56.3±12.5	70.4±5.6**
CD4 ＋ HLADR ＋	3.5±2.4	1.9±1.0**
CD4 ＋ HLADR －	37.0±10.8	41.9±6.8**
CD8 ＋ HLADR ＋	5.3±5.0	0.7±0.5**
CD8 ＋ HLADR －	24.9±8.0	28.2±6.8*
CD4 ＋ CD45RA ＋	14.6±8.2	16.3±7.6
CD4 ＋ CD45RO ＋	27.5±8.3	27.8±5.8
CD8 ＋ CD28 ＋	14.1±4.8	14.7±4.9
CD8 ＋ CD28 －	16.9±8.3	15.2±6.7

与对照组比较，* $P < 0.05$，** $P < 0.01$。

增高，但无统计学显著性差异（$P > 0.05$）。表 11-24 显示，在接受灵芝孢子粉治疗的患者中，血清免疫抑制因子如 COX2、IL-10、TGF-β1 和低氧诱导因子 1A（HIF-1a）水平显著降低，IL-2 和 IL-12 水平明显增高。相关分析显示 IL-10 与 CD28 呈正相关；IL-2 与 CD3 呈负相关；IL-12 与 IL-10 呈负相关。

随访 120 例患者，86 例（71.7%）疾病无进展，34 例（28.3%）疾病进展后死亡。单变量 Kaplan-Meier AGR 和 NLR 检测的生存分析表明，乳腺癌和肺癌患者中，高 AGR 有更长的无进展生存期（PFS）和总生存期（OS）。相反，低 NLR 有较长的 PFS 和 OS。高 AGR 和低 NLR 的结合，可以预测与 PFS 和 OS 相关的治疗效果。进一步把灵芝作为一种影响因子进行 Cox 多变量的风险分析，结果如表 11-25 所示，AGR 和 NLR 可作为灵芝疗效和预后的预测因子。

此项研究结果指出，通过测定 T 淋巴细胞亚群与相关细胞因子可以提供一种鉴定患者对灵芝的免疫学效益反应的策略。AGR/NLR 可能作为预测疗效的工具。

表 11-24　两组目标细胞因子基因表达

基因	对照组（$\bar{x}\pm s$）	灵芝组（$\bar{x}$）	F 值（$\bar{x}\pm s$）	t	P
IL-10	4.61 ± 1.75	3.81	1.07 ± 0.62	5.945	0.000
IL-2	1.48 ± 1.32	2.15	4.09 ± 1.55	5.697	0.000
IL-12	2.28 ± 1.94	3.83	7.00 ± 3.54	4.525	0.000
TGF-β1	2.13 ± 1.73	1.57	1.19 ± 1.05	8.555	0.000
HIF-1a	0.34 ± 1.94	-2.36	0.49 ± 0.15	3.589	0.001
COX2	0.42 ± 0.74	0.12	1.50 ± 0.68	7.572	0.000

表 11-25 乳腺癌和肺癌 PFS 和 OS 的 AGR 和 NLR 特征的单因素和多因素分析

变量	单因素分析				多因素分析			
	PFS		OS		PFS		OS	
	HR（95%CI）	P值	HR（95%CI）	P值	HR（95%CI）	P值	HR（95%CI）	P值
AGR	0.691（0.464～1.028）	0.034*	1.413（1.045～1.909）	0.024*	0.684（0.438～1.070）	0.047*	1.707（1.199～2.429）	0.003**
NLR	2.064（1.028～4.146）	0.042*	1.210（0.969～1.512）	0.048*	1.565（1.048～2.338）	0.028*	1.694（1.168～2.459）	0.006**

* $P < 0.05$，** $P < 0.01$。

灵芝辅助治疗肿瘤的作用机制

灵芝增强机体抗肿瘤免疫力

药理研究证明，口服或注射灵芝水提取物及其所含多糖可明显抑制多种动物移植性肿瘤生长，具有明显的抗肿瘤作用。但将灵芝水提取物或灵芝多糖直接加到体外培养的肿瘤细胞中，不能直接杀死肿瘤细胞，也不能促其凋亡，即灵芝水提取物或灵芝多糖无直接细胞毒作用。灵芝水提取物或灵芝多糖在体内的抗肿瘤作用是如何产生的？现已证明：灵芝多糖能提高机体抗肿瘤免疫功能，如通过增强巨噬细胞、自然杀伤细胞（NK）和细胞毒 T 细胞的功能，间接杀死肿瘤细胞，也可通过巨噬细胞、T 淋巴细胞释放能抑制或杀死肿瘤细胞的细胞因子如肿瘤坏死因子（TNF）和干扰素（IFN）来杀死肿瘤细胞或促其凋亡。最新的研究发现，肿瘤微环境中的巨噬细胞可分为 M1 型和 M2 型，前者杀伤肿瘤细胞，后者促进肿瘤细胞生长。灵芝多糖可增加肿瘤微环境中巨噬细胞的数量，提高 M1 型 /M2 型的比值，促进肿瘤微环境中 M1 型刺激因子 IFN-γ 表达，促进 M1 型分泌多种抗肿瘤细胞因子。相反，灵芝多糖抑制肿瘤微环境中 M2 型刺激因子 IL-4 表达，抑制 M2 型分泌促肿瘤生长细胞因子，使巨噬细胞专注于杀伤肿瘤细胞。因此，灵芝及其所含多糖的抗肿瘤作用主要是通过增强机体抗肿瘤免疫力而实现的。与灵芝多糖不同的是，灵芝所含三萜类成分能抑制体外培养的肿瘤细胞生长，如从灵芝子实体中提取的 3 种三萜 Lucialdehyde A、B、C 对 Lewis 肺癌、S180、T47D 和 Meth A 肿瘤细胞株具有细胞毒作用。

灵芝抑制肿瘤细胞的免疫逃逸

肿瘤的免疫逃逸（immune escape）是指肿瘤细胞可以通过多种方式逃避免疫系统的监控、识别与攻击而继续分裂生长。

肿瘤的免疫逃逸机制复杂，一方面是宿主（患者）免疫功能低下、免疫耐受、抗原提呈细胞（APC）功能低下等，不利于免疫系统杀伤肿瘤细胞，有助于肿瘤的免疫逃逸。另一方面是肿瘤细胞本身的机制，包括：①肿瘤细胞会出现主要组织相容性复合体（MHC）突变或缺失，而低表达或不表达MHC分子，使肿瘤细胞无法有效呈现肿瘤抗原，进而能逃避CTL（细胞毒T细胞）或CD4＋Th（第一型T辅助细胞）的识别。②肿瘤细胞低表达或不表达协同刺激因子，使T细胞的活化缺乏第二激活信号因子。③肿瘤细胞分泌转化生长因子-β（TGF-β）和白介素-10（IL-10）等抑制因子，抑制身体的抗肿瘤免疫应答。④肿瘤细胞本身不表达可诱发身体抗肿瘤免疫反应的抗原性物质或受到免疫攻击后，肿瘤细胞表达的抗原减少或改变性质，以避免被免疫细胞杀伤等。

我们的研究发现，B16F10黑色素瘤细胞不表达MHC-Ⅰ、协同刺激因子（B7-1、B7-2）等分子，或表达不足，并可分泌IL-10、TGF-β、血管内皮生长因子（VEGF）等免疫抑制因子。灵芝多糖（Gl-PS）可促进B16F10黑色素瘤细胞MHC-Ⅰ分子和B7-1、B7-2生成，因而促进淋巴细胞活化，增强淋巴细胞介导的细胞毒性。Gl-PS通过促进淋巴细胞活化和抑制B16F10黑色素瘤细胞分泌IL-10、TGF-β和VEGF，拮抗B16F10黑色素瘤细胞培养上清诱导的免疫抑制作用。将不同浓度Gl-PS加入受肺癌患者血清抑制的人外周血淋巴细胞，再用植物血凝素（PHA）诱导活化淋巴细胞，发现与未加灵芝多糖的对照组比较，Gl-PS 显著增强受抑制的淋巴细胞表面细胞活化抗原 CD69 的表达，显著改善受抑制的淋巴细胞增殖活性，明显提高受抑制淋巴细胞穿孔素和颗粒酶 B 的水平。这些结果均指出，灵芝多糖可抑制肿瘤的免疫逃逸。

灵芝抑制肿瘤血管新生

肿瘤刚生长的时候周围并没有血管，一定要有新生血管长到肿瘤组织里面去，肿瘤细胞才能从血液中吸收生长所需的营养，继续长大或转移到其他地方。药理研究证实，灵芝多糖通过抑制血管内皮生长因子（VEGF）的表达，抑制血管内皮细胞增殖，而抑制肿瘤血管新生，肿瘤细胞缺乏血液供应，得不到营养，则生长遭受抑制。灵芝孢子粉也能通过类似的机制，抑制肿瘤血管新生。

Hsu 等（2009）发现，松杉灵芝（*G.tsugae*）甲醇提取物（GTME）在体外抑制人表皮状癌 A-431 细胞生长，并增强紫杉醇对人表皮状癌 A-431 细胞增殖的抑制作用。GTME 在体外还抑制表皮生长因子受体（EGFR）和 VEGF 的表

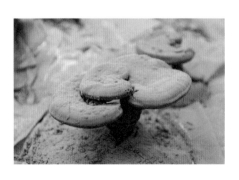

达，并抑制人脐静脉内皮细胞的毛细血管形成。体内给予 GTME 也能抑制 A-431 异种移植肿瘤在裸鼠体内生长，并抑制 EGFR 和 VEGF 的表达（图 11-3）。灵芝甲醇提取物的这一作用与目

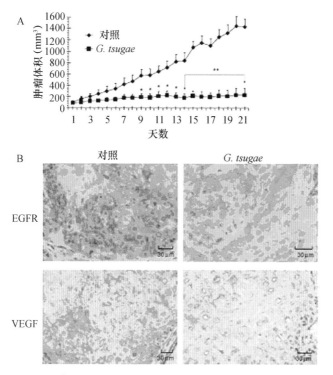

图 11-3 GTME 抑制裸鼠 A-431 异种移植肿瘤生长，抑制 EGFR 和 VEGF 表达。裸鼠每日口服 GTME 悬液（10 mg/ml）0.1 ml/10 g 体重，共服 3 周。**A**：肿瘤体积用 L（最长径）×W（最横径）^{2}×0.5 表示，均数 ± 标准误（$n = 6$）。**B**：免疫组化法检测 GTME 抑制裸鼠 A-431 实体瘤 EGFR 和 VEGF 表达。* $P < 0.05$，** $P < 0.01$，与对照组比较。

前临床应用的表皮生长因子 / 酪氨酸激酶抑制剂类靶向抗肿瘤药如吉非替尼（易瑞沙）相似，可抑制某些肿瘤增殖与转移。

灵芝抑制肿瘤细胞的侵袭、黏附

肿瘤的侵袭是肿瘤转移的重要环节，它是肿瘤细胞黏附、酶降解基质、移动、基质内增殖等过程的表现。我们发现，灵芝多糖肽（GLPP）对体外培养的人肺癌 PG 细胞增殖无直接抑制作用，但明显抑制 PG 细胞的运动性和黏附性，这一作用与 GLPP 抑制 PG 细胞基质的金属蛋白酶（MMP-9）活性及其 mRNA 表达相关。灵芝孢子液对人卵巢上皮性癌细胞SKOV3 黏附、迁移、侵袭、多细胞球体形成以及克隆形成能力有明显抑制作用。灵芝孢子液作用于细胞后，E 钙黏蛋白（E-cadherin）表达逐渐增强，神经钙黏素（N-cadherin）、波形蛋白（vimentin）表达逐渐减弱。

灵芝子实体有机溶剂提取物显著抑制癌细胞迁移，降低三阴性乳腺癌 MDA-MB 231 和黑色素瘤 B16-F10 细胞存活率，其抑制迁移作用与减少基质金属蛋白酶（MMP）释放有关。富含二氢化灵芝醇 A（Ganoderiol A，GA）和 GA 异构体的灵芝三萜提取物（GAEE）通过抑制 FAK-SRC-paxillin 信号通路，抑制 MDA-MB-231 细胞迁移和黏附。

灵芝多糖抗肿瘤作用的分子机制

H Luo 等（2020）以"灵芝多糖"和"肿瘤"为关键词，检索 PubMed（1992—2020 年）发表的灵芝多糖（GLP）抗肿瘤作用的研究文献，获得 160 个抗肿瘤靶点。将这些靶点转化为基因名，通过 NCBI 数据库获得相应的基因 ID。经京都基因与基因组百科全书（KEGG）富集和分析，其中 69 个基因位于"癌症通路（pathways in cancer）"上。有 21 个信号通路在"癌症通路"（包括细胞凋亡、MAPK、PI3K-Akt、Cytokine-cytokine、HIF-1、细胞周期、p53、黏着斑、JAK-STAT、mTOR、cAMP、雌激素、TGF-β、VEGF、Adherens junction、Wnt、Hedgehog、钙、Notch、PPAR 和 ECM- 受体信号通路）中。对160 个靶点进一步富集分析后发现，研究更多集中在凋亡（54

个靶点）、MAPK（47 靶点）和 PI3K-Akt（35 靶点）信号通路上（图 11-4）。这些靶点在 GLP 的抗肿瘤作用机制中的作用尚有待进一步研究。

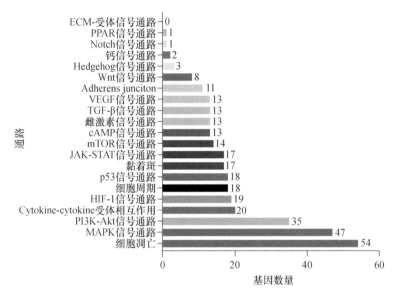

图 11-4　灵芝多糖抗肿瘤作用的 160 个靶点的富集分析。图中数字表示在"肿瘤通路"中的基因数量

灵芝逆转肿瘤细胞对抗肿瘤药的多药耐药性

我们的研究证明，灵芝多糖（Gl-PS）对阿霉素（多柔比星，Adriamycin）抑制体外培养的敏感人白血病细胞株 K562 细胞的半数抑制浓度（IC_{50}）无明显影响，但可明显降低阿霉素对多药耐药的人白血病细胞株 K562/ADM 细胞的 IC_{50}，加入 Gl-PS 5 mg/L、10 mg/L、20 mg/L 和 40 mg/L 分别使 K562/ADM 细胞对阿霉素的敏感性增强 2.96 倍、6.46 倍、6.80 倍和 3.35 倍。可见 Gl-PS 明显翻转 K562/ADM 细胞对抗肿瘤

药阿霉素的耐药性，恢复其对阿霉素的敏感性。在多药耐药肿瘤细胞，P-糖蛋白（P-gp）和多药耐药相关蛋白（MRP）作为一种转运泵，可将抗肿瘤药从肿瘤细胞内泵至细胞外，从而降低抗肿瘤药的杀伤力，产生耐药性。进一步的研究证明，Gl-PS 翻转 K562/ADM 对多柔比星的耐药性与其下调肿瘤细胞的 P-gp 和 MRP1 的表达相关（Li WD 等，2008）。David S 等（2009）也报告灵芝提取物可翻转具有多药耐药的人小细胞肺癌细胞 VPA 对抗肿瘤药依托泊苷和多柔比星的耐药性。这些结果也可解释灵芝与肿瘤化疗药协同作用的机制。

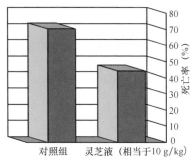

图 11-5　灵芝提取物对 ^{60} 钴 γ 射线照射后 30 日小鼠死亡率的影响

灵芝拮抗化学治疗和放射治疗的毒性反应

药理研究还发现，灵芝具有抗放射作用（图 11-5），减轻放射线或化疗药引起的胃肠道损伤，如灵芝多糖 Gl-PS 能明显改善化疗药甲氨蝶呤（MTX）所致的小鼠肠道黏膜氧化应激损伤。MTX 可使小鼠的小肠绒毛变短、融合，隐窝细胞消失，杯状细胞减少。电子显微镜下可见肠上皮细胞的微绒毛紊乱、变短、缺失，核膜和线粒体肿胀。灌胃灵芝多糖 Gl-PS（50 mg/kg、100 mg/kg、200 mg/kg）后，小鼠小肠的上述形态学变化明显减轻（图 11-6）。与正常对照组相比，MTX 模型组的肠匀浆上清液中，氧化产物丙二醛（MDA）含量明显增高，总超氧化物歧化酶（T-SOD）活性

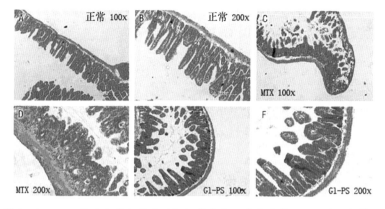

图 11-6　MTX 所致小鼠空肠病理组织学改变及灵芝多糖 Gl-PS 的保护作用。**A、B**：正常对照组小鼠小肠组织绒毛细长，排列整齐，刷状缘清晰，上皮细胞完整呈高柱状，杯状细胞较多。**C、D**：MTX 模型对照组小肠绒毛明显变矮、低平，肠绒毛融合、萎缩，甚至完全脱落，小肠隐窝形态丧失，杯状细胞消失，绒毛间质充血，炎性细胞大量浸润。**E、F**：Gl-PS（100 mg/kg）给药组小鼠小肠的上述形态学变化明显轻于 MTX 模型对照组

明显降低。灵芝多糖 Gl-PS（100 mg/kg、200 mg/kg）可使增高的 MDA 明显降低，降低的 T-SOD 活性明显升高（陈丽华等，2009）。灵芝还能增强化疗药如环磷酰胺、5-氟尿嘧啶、多柔比星、顺铂、阿糖胞苷等的抗肿瘤作用，拮抗丝裂霉素 C、氟尿嘧啶和阿糖胞苷的免疫抑制作用或骨髓抑制作用（表 11-26，表 11-27），这与临床观察的灵芝对肿瘤化学治疗和放射治疗的增效减毒作用是一致的。

表 11-26　灵芝提取物与细胞毒类抗肿瘤药并用对小鼠 Lewis 肺癌的影响

药物	剂量/鼠，腹腔注射	生存期（日，$\bar{x}\pm s$）	存活鼠数	生命延长率（%）
对照		13.4±2.9	0/10	
灵芝提取物	10 mg, 2, 4, 6, 8, 10 日	25.5±8.0**	0/10	90

药物	剂量/鼠，腹腔注射	生存期（日，$\bar{x}\pm s$）	存活鼠数	生命延长率（%）
多柔比星	2 μg，1 日	22.6±7.8**	1/10	67
灵芝提取物＋多柔比星	同二药单用	36.5±6.9++	7/10	172
对照		11.8±3.0	0/5	
灵芝提取物	10 mg，2，4，6，8，10 日	23.8±4.4**	0/5	102
顺铂	5 mg，1 日	18.8±5.3*	0/5	59
灵芝提取物＋顺铂	同二药单用	35.6±5.4++	2/5	202
对照		14.8±3.3	0/10	
灵芝提取物	10 mg，2，4，6，8，10 日	26.3±7.2**	1/10	78
氟尿嘧啶	0.3 mg，1 日	26.5±7.1**	0/10	79
灵芝提取物＋氟尿嘧啶	同二药单用	34.4±8.5+	6/10	132
对照		17.6±3.1	0/10	
灵芝提取物	10 mg，2，4，6，8，10 日	28.2±7.6**	2/10	60
硫鸟嘌呤	0.1 mg，1 日	25.5±6.4**	0/10	49
灵芝提取物＋硫鸟嘌呤	同二药单用	36.2±6.3++	7/10+	106
甲氨蝶呤	0.2 mg，1 日	24.2±4.8+	0/5	38
灵芝提取物＋甲氨蝶呤	同二药单用	36.6±46.5+	3/6	106

* $P < 0.05$，** $P < 0.01$，与对照组比较；+ $P < 0.05$，++ $P < 0.01$，同单用化疗药比较。

表 11-27　灵芝多糖（GL-B）对丝裂霉素 C、5- 氟尿嘧啶和阿糖胞苷所致混合淋巴细胞反应（MLR）抑制的恢复作用

组别	药物浓度（µg/ml）	［3H］TdR 摄取（dpm）
对照	—	31 361±4242
丝裂霉素 C（抑制对照）	0.01	16 842±1266[+]
丝裂霉素 C + GL-B	0.01 + 50	19 003±978[*]
丝裂霉素 C + GL-B	0.01 + 100	24 209±1505[**]
丝裂霉素 C + GL-B	0.01 + 200	27 606±2372[**]
对照	—	28 946±1527
5- 氟尿嘧啶（抑制对照）	0.01	16 250±1614[+]
5- 氟尿嘧啶 + GL-B	0.01 + 50	20 875±1750[**]
5- 氟尿嘧啶 + GL-B	0.01 + 100	26 201±2130[**]
5- 氟尿嘧啶 + GL-B	0.01 + 200	28 823±1728[**]
对照	—	23 678±1348
阿糖胞苷（抑制对照）	0.01	13 091±1973[+]
阿糖胞苷 + GL-B	0.01 + 50	17 658±2420[*]
阿糖胞苷 + GL-B	0.01 + 100	24 380±2949[**]
阿糖胞苷 + GL-B	0.01 + 200	30 030±4649[**]

$\bar{x}±s$，$n = 6$，[+] $P < 0.001$，与对照比较；[*] $P < 0.01$，[**] $P < 0.001$，与抑制对照比较。

中医扶正祛邪治则与灵芝辅助治疗肿瘤

　　手术治疗可切除肿瘤组织，化学治疗和放射治疗可通过杀死肿瘤细胞而使肿瘤缩小或消失，但都不一定能完全避免肿瘤转移，也不一定能彻底清除肿瘤细胞。相反，手术带来的损伤和化学治疗或放射治疗的毒性还可降低机体的抗肿瘤免疫力，并对骨髓、消化系统、肝、肾等重要器官产生毒性，甚至因

此直接或间接导致患者死亡，这也就是俗话所说的放射治疗或化学治疗"敌我不分"的后果。按中医治则来看，肿瘤的手术切除、化学治疗和放射治疗只重视了"祛邪"，而忽视了"扶正"，甚至伤及正气，因而方出现上述与治疗目的不相符的结果。灵芝在肿瘤化学治疗和放射治疗中的作用，恰是弥补了以上疗法的不足，即扶持了正气，真正做到了"扶正祛邪"。灵芝的扶正固本作用可能是通过增强机体抗肿瘤免疫力、促进骨髓造血功能、拮抗放射治疗或化学治疗引起的组织损伤而实现的。少数肿瘤患者经灵芝辅助治疗后能长期带瘤生存，也可能是由于灵芝增强机体抗肿瘤免疫力，抑制肿瘤细胞免疫逃逸，抑制肿瘤血管新生，抑制肿瘤细胞黏附和移动，限制了肿瘤进一步发展和转移的结果。换言之，灵芝扶持了正气，实现了"正气存内"，与常规抗肿瘤方法结合，实现虽有邪（肿瘤）存在，却"邪不可干"，故而使得患者能够长期带瘤生存（图 11-7）。

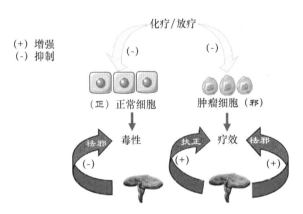

图 11-7　灵芝扶正祛邪辅助治疗肿瘤

第12章
灵芝防治其他疾病

灵芝用于治疗毒性弥漫性甲状腺肿、银屑病和黄褐斑以及薄芝用于治疗肾病综合征、斑秃、硬皮病、尖锐湿疣、带状疱疹、结节性血管炎等均有一定疗效。此外，灵芝与抗逆转录酶药联合应用可改善获得性免疫缺陷综合征（艾滋病，AIDS）患者的健康状态。

肾病综合征

临床报告 1：薄芝注射液联合泼尼松治疗肾病综合征

李友芸等（2003）报告，肾病综合征患者 82 例，男性 57 例，女性 25 例，年龄 12～60 岁，平均（27.1±7）岁，均符合中华医学会及世界卫生组织（WHO）1982 年制定的肾病综合征的诊断标准：其中原发性者 77 例，狼疮性肾病 4 例，乙肝相关性肾病 1 例。均系未经治疗的住院患者，肾功能正常或中度以下损害。将 82 例患者随机分为观察组和对照组，两组在性别、年龄、肾功能状况方面无显著差异。对照组 40 例：原发性者 38 例，狼疮性肾病 2 例，每日给予泼尼松 1～1.5 mg/kg 治疗。观察组 42 例：原发性者 39 例，狼疮性肾病 2 例，乙肝相关性肾病 1 例。予以泼尼松与薄芝（*Ganoderma capense*）注射液（每支 2 ml，含灵芝粉 500 mg），每日肌内注射 4 ml，疗程 84 日；激素使用同对照组。

治疗前后，观察临床症状与体征，进行血尿常规检查、血生化检查，肾功能检查、肾活检的光镜、电镜和免疫荧光检查。

临床疗效分为痊愈：症状、体征和并发症消失；显效：大部分症状消失；有效：症状、体征有所改善；无效：症状、体征较治疗前无改变。

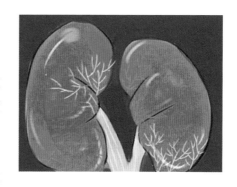

结果：观察组 42 例，痊愈 22 例（52.4%），显效 13 例（30.9%），有效 5 例（11.9%），无效 2 例（4.8%），总有效率 95.2%。与对照组（40 例）总有效率 53.2% 相比较，有显

著差异（$P < 0.05$）。

检查结果：①尿蛋白电泳：观察组中出现选择性蛋白尿17例（43.3%），非选择性蛋白尿25例（59.5%），在治疗过程中7例（28.0%）变为选择性蛋白尿。对照组中出现选择性蛋白尿19例（47.5%），非选择性蛋白尿21例（52.5%），在治疗后4例（19.0%）转为选择性蛋白尿。②尿蛋白转阴时间比较：观察组于28日（4周内）转阴者9例（21.4%），42日（6周内）转阴20例（47.3%），其余13例（39.2%）全部在56日（8周内）转阴。未见复发病例。对照组6周内5例转阴（12.5%），但在用药过程中复发3例（复发率60%），16例于8周转阴（40.0%），病程中复发7例（复发率43.8%），24例（60%）于84日（12周）转阴，半年后复发3例（12.5%）。

病理形态学检查：肾活检16例。①光镜观察：显示肾间质有不同程度的炎细胞浸润、纤维结缔组织增生，部分区域灶性玻璃样变，肾小管均有不同程度变性、管型、萎缩。观察组经薄芝注射液治疗84日后活检，肾小球、肾小管和肾间质病变均有明显减轻。②电镜观察：经薄芝注射液治疗84日，足突结构基本正常，基底膜三层结构清楚可见，未发现上皮下（内皮上）电子致密物沉积。③免疫荧光：观察组治疗前，4例属轻微病变，无免疫荧光改变。11例病例IgG、C3荧光体染色均显示肾小球毛细血管壁上有不同程度的颗粒状或线性荧光着染（±～＋＋＋＋），特别是3例红斑狼疮病例，呈现明亮的荧光沉积，经84日治疗后，1例膜性肾病、1例膜增生性肾病患者的IgG、C3荧光由治疗前的＋＋减弱为±。

观察组2例发生轻微的皮疹伴瘙痒，抗过敏治疗后皮疹消失，未停药。对照组副作用较多，其中库欣综合征16例，胃肠道症状14例，幻觉2例，严重兴奋1例，失眠多梦15例，痤疮 7 例等。

结果指出，薄芝注射液联合肾上腺皮质激素类药物泼尼松对肾病综合征有明显的辅助治疗作用，可提高临床总有效率，缩短病程，减少复发率，减轻泼尼松的副作用，逆转和（或）改善肾功能，减轻肾组织的病理损害。

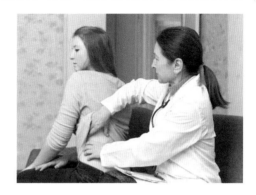

临床报告 2：薄芝糖肽联合泼尼松治疗儿童原发性肾病综合征

吴芳（2011）将确诊为肾病综合征患儿 45 例，分为常规治疗组（19 例）和联合治疗组（26 例）。联合治疗组每日静脉点滴薄芝糖肽注射液，用法：12 岁以下每日 2 ml，12 岁以上每日 4 ml，2 周一疗程；每日口服泼尼松 2 mg/kg，最大剂量 60 mg，治疗初分次口服，待尿蛋白转阴后巩固 2 ～ 3 周改为早晨顿服。常规治疗组单独服用泼尼松治疗作为对照。观察比较两组患儿水肿平均消退时间、尿蛋白转阴时间。检测治疗前后患儿血白蛋白、胆固醇及免疫球蛋白的变化。

结果：联合治疗组平均水肿消退时间（7.2 天 ±2.3 天）和尿蛋白转阴时间（12.2 天 ±3.8 天）均较常规治疗组（12.9 天 ±4.2 天和 17.2 天 ±4.9 天）明显缩短。治疗后联合治疗组较常规治疗组血浆白蛋白浓度升高，胆固醇浓度降低，免疫球蛋白升高（表 12-1）。结果表明薄芝糖肽联合激素治疗肾病综合征效果优于单纯常规激素治疗。

表 12-1 两组治疗前后血清白蛋白、胆固醇、免疫球蛋白变化比较（$\bar{x} \pm s$）

组别		血清白蛋白（g/L）	血清胆固醇（mmol/L）	免疫球蛋白 IgG（g/L）
联合治疗组 （n = 26）	治疗前	15.76±2.86	10.89±2.51	2.28±1.49
	治疗后	27.06±4.22*	8.45±2.36*	4.91±1.30*
常规治疗组 （n = 19）	治疗前	16.81±4.65	10.26±2.14	3.53±1.25
	治疗后	22.23±5.12	9.62±3.54	3.95±1.13

* 治疗后，联合治疗组与常规治疗组比较，$P < 0.05$。

毒性弥漫性甲状腺肿

赵家军（2009）将 72 例毒性弥漫性甲状腺肿患者，随机分为灵芝治疗组和对照组，每组各 36 例，两组均给予抗甲状腺药物甲巯咪唑（methimazole，MMT）治疗，灵芝组加服灵芝片（每片 0.27 g），每次 3 片，一日 3 次，共 6 个

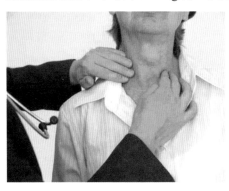

月。治疗结束后，灵芝组显效 10 例，有效 23 例，无效 3 例，总有效率 91.7%；对照组显效 4 例，有效 23 例，无效 9 例，总有效率 75.0%。两组总有效率比较有显著差异（$P < 0.05$）。

治疗后两组血清总三碘甲状腺原氨酸（TT_3）、总甲状腺素（TT_4）、游离三碘甲状腺原氨酸（FT_3）、游离甲状腺素（FT_4）水平均明显降低，血清促甲状腺素（TSH）明显升高，但灵芝治疗组各项指标改善优于对照组（$P < 0.05$）。

与治疗前比较，两组患者治疗后心率减慢、体重增加（$P < 0.05$），灵芝组心率减慢较对照组更为显著（$P < 0.05$）。

治疗期间，对照组1例患者出现白细胞减少，2例患者出现肝功能异常。

毒性弥漫性甲状腺肿是一种自身免疫性甲状腺疾病，表现为甲状腺功能亢进，因免疫系统攻击甲状腺而造成甲状腺激素分泌增多而引发，是甲状腺功能亢进最常见的一种致病因素，约占85%，MMT是该病的首选药物，虽能使甲状腺功能恢复正常，但对免疫功能紊乱无明显影响，且常有白细胞减少、肝功能异常的不良反应，因而影响患者用药的依从性。

此报告指出，灵芝联合MMT治疗毒性弥漫性甲状腺肿，通过灵芝的免疫调节作用、对造血系统和肝的保护作用，增加MMT的疗效，并可防止MMT的不良反应。

🍄 硬皮病

临床报告1：薄芝注射液局部注射治疗局限性硬皮病

李尚珠等（2000）将52例符合美国风湿病学会推荐的诊断标准，并经病理活检确诊为局限性硬皮病的患者用于临床试验。52例中男性4例，女性48例，年龄7～54岁，病程3个月至7年，平均（36.8±17.5）个月。主要发病部位为头面部、下肢和躯体，上肢发病少见。少数患者为多个部位发病。发病部位主要表现为皮肤硬化、萎缩、光亮、色素沉着、毛发脱落，部分患者局部皮肤萎缩凹陷，关节功能障碍。除常规检查外，尚检查了抗核抗体、红细胞沉降率（血沉）、免疫复合物、免疫球蛋白（IgG、IgA、IgM）、补体C3和C4。结果免疫复合物阳性5例，血沉稍快9例，IgG轻微升高7例，IgM增高3例。薄芝注射液每支2 ml含薄芝粉0.5 g。视病变大小不同，每次局部注射2～4 ml。如有多个病变，每次选两个病变部位注射，用药总量每次不超过 8 ml。每周 1 ～ 2 次，轻者每周同一部位注射 1 次，重者每周同一部位注射 2 次，如为多部位发病，可多部位交叉注射。连续用药 12 周为一疗程。本组 52 例中，最短者用药 1 个疗程，最长者 3 个疗程，每一部位平均注射 32.4 次。治疗结果如下：近期治愈 14 例（26.9%），表现为硬化、萎缩的皮肤恢复正常，病变局部皮肤颜色恢复正常或基本正常，有功能障碍者恢复正常或基本恢复正常，脱落的毛发重新生长；显效 29 例（55.8%），表现为皮肤硬化、萎缩、色素沉着、功能障碍整体改善 60% 以上；有效 9 例（17.3%），表现为皮肤硬化、萎缩、色素沉着、功能障碍整体改善 20% 以上。按病变部位统计，共计治疗 87 个部位，近期治愈 18 个部位（20.7%）；显效 56 个部位（64.4%）；有效 13 个部位（14.9%）。病理活检结果可见，增厚的表皮变薄，角化减轻，血管周围炎性细胞浸润消失，胶原纤维变细疏松化，胶原形成细胞减少。有 4 例患者于开始注射时，局部皮肤发生潮红、轻度瘙痒，未作任何处理均在 24 小时内消失。有 2 例患者每次注射两个部位后有头晕、心悸，减少注射药量后，反应即明显减轻或消失。未见其他不良反应。

临床报告 2：薄芝糖肽治疗系统性硬皮病

陈冬冬（2010）报告，85 例系统性硬皮病住院患者，均符合美国风湿病学会 1980 年诊断标准，病程处于硬化期，按随机单盲法分为薄芝治疗组和对照组。薄芝治疗组 50 例，其中肢端型 39 例，弥漫型 11 例；男性 5 例，女性 45 例；平均年龄 36.5 岁；病程 1 ～ 22 年，平均 11.2 年。对照组 35 例，其中肢端型 28 例，弥漫型 7 例；男性 3 例，女性 32 例；年龄 35.9 岁；病程 2 ～ 23 年，平均 10.7 年。两组间性别、年龄、病程、病情分度无明显差异，具有可比性。

薄芝治疗组除常规治疗方案之外，每日给予薄芝糖肽注射液 4 ml 加入 5% 葡萄糖溶液 250 ml 中静脉滴注，14 日为 1 个疗程，治疗 2 ～ 3 个疗程，每 2 个疗程之间休息 7 ～ 10 日。对照组用常规治疗方案：积雪苷片口服每次 24 mg，一日 3 次；丹参注射液 20 ml 加参麦注射液 20 ml 静脉滴注，一日 1 次，14 日为 1 个疗程，休息 7 日，进行第 2 个疗程，同时服用活血健肤颗粒及肤康胶囊（均为医院自制中成药），青霉胺片。

皮肤硬度积分参照 Steen VD 评分法，观察 26 个解剖位置的皮肤硬度，根据硬化情况按 0 ～ 4 分评分：0 分无硬化，1 分轻度硬化，2 分中度硬化，3 分重度硬化，4 分极度硬化。

关节痛评分依据关节疼痛程度，治疗前、后分别对患者 13 处关节进行评分：0 分不痛，1 分轻度疼痛，2 分中度疼痛，3 分重度疼痛。

关节功能积分参照 Kaham 评分法，令患者完成 12 项动作，根据患者完成动作的难易程度按 0 ～ 4 级评分：0 分无困难，1 分稍有困难，2 分完成动作较困难，3 分很困难但能完成，4 分无法完成。

治疗前后检测免疫指标，包括血沉、免疫球蛋白、补体、抗链球菌溶血素"O"、类风湿因子、C 反应蛋白。

结果：两组患者治疗前后皮肤硬度积分、关节功能积分均较治疗前有显著降低（表 12-2），薄芝治疗组皮肤硬度、关节功能治疗前后积分差值显著高于对照组。两组患者治疗前后血沉、免疫球蛋白、补体、抗链球菌溶血素"O"、类风湿因子、C 反应蛋白指标均较治疗前有显著改善，治疗组患者的循环免疫复合物（CIC）、血沉、补体水平的治疗前后积分差显著高于对照组。

表 12-2　两组患者治疗前后皮肤硬度积分、关节痛评分和关节功能积分比较

组别	检查项目	治疗前	治疗后	t	P
治疗组	皮肤硬度积分	20.72±9.31	12.15±7.11	4.83	＜0.01
	关节痛评分	3.56±6.78	1.23±3.12	2.07	＜0.05
	关节功能积分	15.32±10.13	9.85±7.73	2.26	＜0.05
对照组	皮肤硬度积分	19.32±9.54	14.07±7.02	2.92	＜0.01
	关节痛评分	2.42±3.17	1.32±1.56	2.12	＜0.05
	关节功能积分	15.77±7.84	12.29±6.43	2.25	＜0.05

 斑秃

临床报告 1：薄盖灵芝治疗斑秃

曹仁烈等总结四所医院使用薄盖灵芝制剂治疗斑秃 232 例的结果。232 例中男性 157 例，女性 75 例；其中斑秃 204 例，全秃 28 例。患者每日肌内注射薄盖灵芝注射液 2 支或口服薄盖灵芝片，每次 4 片，一日 3 次。两种制剂可单独使用，亦可交替使用。疗程 2～4 个月。临床疗效判断标准为①治愈：脱发完全长出，间有少数白发；②显效：脱发长出 60% 以上；③改善：脱发长出 20% 以上；④无效：无毛发长出。

治疗结果如下：治愈 70 例（30.17%），显效 51 例（21.98%），改善 62 例（26.72%），无效 49 例（21.12%），总有效人数 183 例（78.88%）。多数患者用药后食欲增加，睡眠好转，头痛、头晕消失，体重及体力增加。

临床报告 2：薄芝菌注射液联合米诺地尔治疗斑秃

邓起和王丽（2010）将入选斑秃患者 56 例分为两组，每组 28 例。治疗组隔日肌内注射薄芝菌注射液（每支 4 ml，相当于薄芝粉 1 g），同时用 2% 米诺地尔溶液涂患处，早晚各涂

1 次，4 周为一个疗程。对照组仅外用 2% 米诺地尔，4 周一个疗程。3 个月后参照 Weiss 等提出的疗效标准判定疗效。结果薄芝菌注射液联合米诺地尔治疗组痊愈 16 例（57.1%）、显效 9 例（32.1%）、好转 1 例（3.6%）、无效 2 例（7.1%），米诺地尔对照组痊愈 11 例（39.3%）、显效 7 例（25.0%）、好转 5 例（17.9%）、无效 5 例（17.9%）。可见薄芝菌注射液联合米诺地尔治疗斑秃的疗效明显优于单用米诺地尔。

寻常性银屑病

孙莉（2012）报告，寻常性银屑病患者 88 例，随机分为两组，治疗组 43 例，男 25 例，女 18 例；年龄 18 ～ 59 岁，平均 37.4 岁；病程 2 个月至 20 年，平均 8.6 年。对照组 45 例，男 26 例，女 19 例；年龄 18 ～ 60 岁，平均 38.6 岁；病程 2 个月至 23 年，平均 9.3 年。两组的年龄、性别、病程均无显著差异。治疗组：每天给予薄芝糖肽 4 ml，加入 0.9% 氯化钠注射液 250 ml 静脉滴注，同时口服复方氨肽索片（迪银片），每次 5 片，一日 2 次。对照组：单用迪银片，每次 5 片，一日 2 次。1 个疗程 4 周，治疗 2 个疗程后统计疗效，并定期复查肝肾功能，记录不良反应。疗效判断标准：治疗后对患者进行 PASI 评分：①痊愈：皮损面积消退 > 90%；②显效：皮损消退 60% ～ 90%；③有效：皮损消退 30% ～ 60%；④无效：皮损消退 < 30% 或无变化。有效率以痊愈率加显效率计算。剔除标准：①年龄 < 12 岁；②妊娠及哺乳期妇女；③有严重心、肝、肾等内脏疾病；④近 1 个月内接受过糖皮质激素、维 A 酸类药物或免疫抑制剂治疗；⑤不能配合治疗。结果：治疗组痊愈 11 例、显效 23 例、有效 5 例、无效 4 例，有效率 79.07%，

对照组痊愈 8 例、显效 17 例、有效 13 例、无效 7 例，有效率 55.56%，两组比较差异有显著性（$P < 0.05$）。结果指出，薄芝糖肽联合迪银片治疗寻常性银屑病较单用银迪片疗效好。

🍄 黄褐斑

临床报告：复方灵芝乳膏治疗黄褐斑

张爱军等（2002）以灵芝的水提取物和 L- 半胱氨酸，制成复方灵芝乳膏，并观察乳膏对黄褐斑的治疗效果。

复方灵芝乳膏的制备方法：灵芝水提取物 20.0 g（200% 灵芝水提取物 10 ml），L- 半胱氨酸 1.0 g，硬脂酸 6.0 g，十六醇 3.0 g，单甘酯 3.0 g，白油 12.0 g，凡士林 2.0 g，甘油 5.0 g，三乙醇胺 1.0 g，羟苯乙酯 0.1 g，纯化水加至 100.0 g。取处方中的水相（包括甘油、三乙醇胺、羟苯乙酯、纯化水）和油相（包括硬脂酸、十六醇、单甘酯、白油），分别加热至 80℃，将灵芝水提取物加入水相，待搅匀后缓缓倒入油相中，沿一个方向搅拌，至 50℃以下时，加入半胱氨酸水溶液和适量香精，继续搅拌至冷即得乳白色乳膏，备用。

121 例门诊患者，男性 5 例，女性 116 例；年龄 24 ～ 55 岁，病程 1 个月到 10 年不等（均未进行特殊治疗）；随机分为治疗组（61 例）和对照组（60 例），两组在性别、年龄、色斑面积、分布上均具有可比性。妊娠者、口服避孕药者、患有可导致黄褐斑的疾病者及未成年人均不列入观察对象。治疗组采用复方灵芝乳膏；对照组采用氢醌霜（主要含 2% 对苯二酚）。使用时将药膏均匀涂于面部，在色斑处按摩数分钟，每日 2 次，共 3 个月，治疗期间禁用其他同类药物和化妆品。疗效判定标准：痊愈为色素斑面积消退 ≥ 90%，颜色基本正常；显效为色素斑面积消退＞60%，颜色明显变淡；进步为色素斑面积消退＞30%，颜色变浅；无效为色素斑面积消退≤30%，颜色变化不明显。总有效率以痊愈率加显效率计算。

疗效如下：治疗组总有效率为82.0%，对照组为65.0%，二组比较有显著差异。对痊愈的患者进行为期6个月的随访，治疗组有1例失访，1例复发，对照组有1例复发。不良反应如下：治疗组出现皮肤潮红2例，瘙痒2例；对照组出现皮肤潮红2例，瘙痒3例，红斑2例，肿胀1例。除肿胀患者经对症处理好转后退出观察外，其余病例均未进行处理，在治疗过程中症状消失或减轻，不影响治疗。

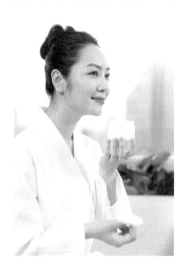

灵芝水提取物和L-半胱氨酸均有抗氧化清除自由基作用，后者还能抑制多巴与酪氨酸酶的反应，降低黑色素细胞酶的活性，起到祛斑、增白的作用。二者合用显示出有效清除色斑、抑制皮炎和抗老化作用。

尖锐湿疣

叶小茵、赵敬军（2007）报告薄芝糖肽联合鬼臼毒素酊治疗尖锐湿疣的疗效。68例门诊确诊的尖锐湿疣（俗称菜花）患者，初发39例，复发29例。皮肤损害部位：男性位于冠状沟、包皮内外板、阴茎、肛周等处；女性位于大小阴唇、阴道口、肛周等处。疣体直径＜1.0 cm，疣体数平均3.5枚（1～8枚），绝大多数患者有非婚性接触史或配偶感染史。将68例患者分成两组：试验组 36 例（初发 21 例，复发 15 例），对照组 32 例（初发 18 例，复发 14 例），两组患者性别、年龄、发病情况均具有可比性。

两组患者均外用鬼臼毒素酊（podophyllotoxin，也称疣脱欣、足叶草毒素）涂抹于疣体表面及其根部，涂药后暴露患处 2～3 分钟待局部干燥，早晚各涂药 1 次；男性包皮过长或有包茎者，每日涂药 1 次；均连续给药 3 天、停药观察 4 天为 1 个疗程。疣体未消退者可重复治疗，所有患者治疗时间均不超过 3 个疗程。

试验组患者除给予鬼臼毒素酊外用外，同时肌内注射薄芝糖肽注射液 2 ml，隔日 1 次，共 4 周。如并发其他感染，则进行相应治疗。治疗后期创面可涂红霉素软膏，促进创面愈合。两组患者均于治疗开始后第 4、8、12 周复查 1 次，观察疣体脱落、创面愈合、复发情况及不良反应。

结果试验组治愈 29 例（80.56%），对照组治愈 18 例（56.25%）；试验组 9 周复发 7 例（19.44%），对照组 9 周复发 14 例（43.75%），两组治愈率、复发率比较有显著差异（$P < 0.05$）。患者外用鬼臼毒素酊后，仅出现用药部位轻微水肿、糜烂、疼痛，愈合良好。注射薄芝糖肽注射液患者，除注射部位感觉疼痛外，未见其他不良反应。

鬼臼毒素酊是治疗尖锐湿疣的药物，局部外用可抑制受人乳头状瘤病毒（HPV）感染的上皮细胞有丝分裂和增生，进而引起生殖器疣体坏死、脱落。薄芝糖肽注射液是从灵芝属薄树芝（*Ganoderma capense*）中分离出来的糖肽类物质制成的注射液，2 ml 薄芝糖肽注射液含 5 mg 多糖及 1 mg 多肽。薄芝糖肽增强鬼臼毒素酊的疗效可能与其促进免疫细胞产生和释放干扰素 - γ（IFN-γ）、白介素 2（IL-2）和白介素 6（IL-6），增强机体抗病毒免疫功能有关。

带状疱疹

Hijikata Y，Yamada S（1998）在《美国中医杂志（AJCM）》病例报告栏目报告 2 例常规治疗难以治愈的带状疱疹后神经痛（PHN）患者服用灵芝（*Ganoderma lucidum*）的热水提取物（相当于每天服用 36～72 g 干灵芝子实体）可显著减轻 PHN，其中 1 例用药 10 天疼痛缓解，另一例用药 6 个月疼痛缓解而停药。另 2 例因带状疱疹感染而出现患部水肿、红斑、水疱、疼痛的患者，服用灵芝热水提取物（相当于每天服用 36 g 干灵芝子实体）2～3 周后，症状减轻，皮损结痂，疼痛缓解。这些病例报告最先提出，灵芝热水提取物有望用于治疗带状疱疹和 PHN，并建议早期用药，并根据病情的严重程度决定剂量大小和治疗周期。

临床报告 1：薄芝糖肽联合更昔洛韦治疗带状疱疹

韦光伟等（2011）观察薄芝糖肽联合更昔洛韦治疗带状疱疹的临床疗效。将 79 例带状疱疹患者随机分为试验组（40 例）：每日静脉滴注薄芝糖肽注射液 10 mg 及更昔洛韦注射剂 0.5 g，疗程为 14 日；对照组（39 例）：仅每日静脉滴注更昔洛韦注射剂 0.5 g，疗程为 14 日。比较两组患者治疗 1 个疗程后总有效率及疱疹后遗神经痛发生率。皮损消退 20% 以下，仍有新疱出现为无

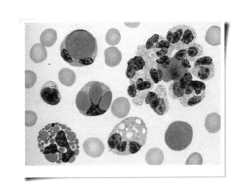

效；皮损消退 20%～50%，疼痛有所减轻为有效；无新疱出现，皮疹大部分结痂，疼痛基本消失为显效；皮疹全部或基本消退，烧灼感及疼痛感完全消失为痊愈。

结果：试验组及对照组治疗总有效率（痊愈率＋显效率＋有效率）分别为 90.0%、71.8%，前者优于后者；试验组及对照组后遗神经痛发生率分别为 5.0%、12.8%，差异均有统计学显著性（$P < 0.05$）。

薄芝糖肽联合更昔洛韦治疗带状疱疹的疗效优于单用抗病毒药更昔洛韦，且能减少后遗神经痛发生率。

临床报告 2：薄芝糖肽联合更昔洛韦治疗带状疱疹

金汶（2012）报告，确诊的带状疱疹伴有明显疼痛患者 92 例，分为两组，治疗组 46 例，对照组 46 例。两组均注射更昔洛韦 5 mg/kg，1 次 / 日，连用 10 天；口服泼尼松片 10 mg，3 次 / 日及复合维生素 B 溶液 10 ml，3 次 / 日，连用 10 天；根据疼痛情况使用氨酚待因片，每晚 1 片。治疗组在以上治疗基础上同时肌内注射薄芝糖肽注射液 10 ml，1 次 / 日，连用 14 天。治疗前、后检查血尿常规及肝、肾功能。主要观察皮损和疼痛变化时间，后遗神经痛（PHN）发生率。疗效标准：痊愈为皮损愈合，疼痛消失；显效为皮损愈合，局部轻度不适或麻木；有效为皮损控制，疼痛减轻；无效为疼痛无变化或加重，皮损未控制或发生新皮损。有效率以痊愈率加显效率计算。PHN 标准为发疹后局部疼痛超过 1 个月。

结果薄芝糖肽联合更昔洛韦治疗带状疱疹 7 天和 14 天有效率分别为 84.78% 和 91.30%，单用更昔洛韦组则为 65.22% 和 76.09%，两组有显著差异（$P < 0.05$）。治疗组发生 2 例 PHN，发病率为 4.35%，对照组发生 8 例 PHN，发病率为 17.4%，两

组比较差异有统计学显著性（$P < 0.05$）。

临床报告3：薄芝糖肽联合泛昔洛韦治疗带状疱疹

周振琴（2013）将140例带状疱疹患者随机分为观察组和对照组各70例，对照组患者口服泛昔洛韦片（每次0.25 g，3次／日）；观察组患者在服用泛昔洛韦的基础上，加用薄芝糖肽（每次4 ml，2次／日，肌内注射）治疗，两组均连续用药7天为1个疗程。疗效判定标准：显效：皮肤疼痛、瘙痒、发热、淋巴结肿大等症状和体征消失，带状疱疹面积较治疗前缩减80%；有效：皮肤疼痛、瘙痒、发热、淋巴结肿大等症状和体征明显改善和控制，带状疱疹面积较治疗前缩减50%～80%；无效：临床症状和体征均无任何变化，带状疱疹面积较治疗前变化不明显，甚至持续扩散。结果观察组患者治疗的总有效（显效＋有效）率为97.14%，明显高于对照组的87.14%，两组间有显著差异（$P < 0.05$）。王梅（2014）报告，100例确诊为带状疱疹的患者随机分为两组，A组45例患者口服泛昔洛韦（每次0.25 g，一日3次）和维生素 B_1（每次20 mg，一日3次）治疗，B组55例患者在泛昔洛韦和维生素 B_1 治疗的基础上，联合薄芝糖肽注射液（每日2 ml，肌内注射）进行治疗，两组均连续用药2周，观察疗效。结果A组患者总有效率为77.8%，B组患者总有效率为96.4%。B组临床疗效明显优于A组（$P < 0.05$）。A组患者疼痛缓解时间为（6.74±2.27）天，水疱干涸结痂时间为（4.66±1.26）天，后遗神经痛发生率为20.0%，B组患者疼痛缓解时间为（4.86±1.24）天，水疱干涸结痂时间为（3.17±0.65）天，后遗神经痛发生率为3.6%。B组患者止痛时间、水疱痊愈时间等方面均明显优于A组，差异具有统计学意义（$P < 0.05$）。以上两项随机对照临

床试验均指出，薄芝糖肽显著增强泛昔洛韦治疗带状疱疹的临床效果。

结节性血管炎

结节性血管炎是由多种因素引起的以迟发型变态反应为主的皮肤小血管炎。好发于中年女性，偶发于男性，在小腿或足部反复发生皮肤小结节，结节表面肤色正常或微红，一般沿浅静脉走行排列，自感轻微疼痛或有触痛，一般无全身症状。病程可数周至数月。非甾体抗炎药、糖皮质激素可缓解症状。

李尚珠等（2000）报告，38例患者均依据临床表现和病损组织病理检查结果确诊为结节性血管炎，男性13例，女性25例；年龄15～39岁，平均23.6岁。病程半个月至2年。初发病例17例，复发或反复发作21例。服用皮质类固醇者24例，剂量为每日口服泼尼松5～20 mg。所有患者均有典型的皮疹和结节，多散发于下肢，部分患者皮疹和结节处有轻度灼痛和瘙痒感。部分患者可见外周血白细胞总数升高、中性粒细胞比例增多、IgG升高和免疫复合物阳性。患者每日予以薄芝（*G. tsugae*）注射液（每1 ml相当于薄芝粉0.25 g）4 ml肌内注射，连续4周后，改为隔日1次，再连续4周。经8周治疗后，痊愈31例，占61.6%，显效7例，占18.4%，总有效率为100%。有36例皮疹和结节完全消退，局部疼痛和瘙痒等其他症状也消失，皮疹结节消退后的局部留有色素沉着。治疗前24例服用皮质类固醇患者，治疗后全部停用者22例，2例减量均在1/2以上。治疗后所有患者白细胞及中性粒细胞分类正常，免疫球蛋白正常，免疫复合物和C反应蛋白均转为阴性。所有病例随访3个月后，复发5例，均为治疗前服用皮质类固醇的患者。治疗过程中，1例于开始注射时诉头晕；2例诉心悸，查血压和心电图均正常；1例在注射局部出现红色丘疹，微痒。均未给予特殊处理，也未停药。以后症状逐渐消失，无其他不良反应。

🍄 获得性免疫缺陷综合征（艾滋病）

体外试验曾证明：灵芝子实体和孢子提取物能抑制人类免疫缺陷病毒（HIV）的逆转录酶和蛋白酶活性，再加上灵芝具有免疫调节作用，不由不使人考虑灵芝是否可用于治疗艾滋病。

近年来一些研究者尝试用灵芝治疗获得性免疫缺陷综合征（艾滋病，AIDS）。如Mshigeni等（2005）报告用灵芝提取物辅助治疗HIV感染/AIDS的初步结果。46例HIV感染/AIDS患者分为两组，一组用抗逆转录酶药物治疗（24例），另一组（22例）在用抗逆转录酶药治疗的基础上，加灵芝提取物治疗。初步结果可见，加用灵芝可改善HIV感染/AIDS患者的健康状态，使其体重增加、CD4细胞数和血红蛋白增加。这一初步结果提示灵芝与抗逆转录酶药联合应用可能有协同作用。

李育萍等（2020）在一项回顾性研究中，观察了92例（联合治疗组）经高效抗反转录病毒治疗（HAART）艾滋病2年以上的患者，药物治疗同时每天服用灵芝（*Ganoderma lucidum*）细粉3 g，3个月为1个治疗周期，共4个治疗周期。对照组95例艾滋病患者单独应用HAART。研究发现，联合治疗组患者各周期CD4＋T淋巴细胞数均较治疗前明显升高，且4个治疗周期后明显高于对照组；CD8＋T淋巴细胞数在2、3、4周期后无显著变化，故而Th/Ts比值较治疗前显著升高，且优于对照组（表12-3至表12-5）。两组间各周期的治疗有效率、

表 12-3　两组治疗前后 CD4 + T 淋巴细胞水平（个/微升）比较

治疗周期	联合组	对照组（$n = 95$）	统计量	P 值
治疗前	213.00（150.00 ~ 255.00）（$n = 92$）	187.29±53.35	$Z = -1.853$	0.064
治疗 3 个月	226.00（169.25 ~ 270.00）[cd]（$n = 92$）	198.81±66.00[a]	$Z = -2.669$	0.008
治疗 6 个月	220.45±71.74[b]（$n = 55$）	211.17±72.37[c]	$t = 0.760$	0.449
治疗 9 个月	248.50（163.50 ~ 281.75）[b]（$n = 40$）	215.67±77.25[b]	$Z = -1.304$	0.192
治疗 12 个月	254.32±79.72[b]（$n = 28$）	206.00（174.00 ~ 236.00）	$Z = -3.420$	0.001

与治疗前比较，[a] $P < 0.05$，[b] $P < 0.01$，[c] $P < 0.001$；与对照组比较，[d] $P < 0.01$。

表 12-4　两组治疗前后 CD8 + T 淋巴细胞水平（个/微升）比较

治疗周期	联合组	对照组（$n = 95$）	Z 值	P 值
治疗前	586.00（398.00 ~ 874.00）（$n = 92$）	648.00（462.00 ~ 884.00）	-1.105	0.269
治疗 3 个月	624.50（440.50 ~ 854.00）[a]（$n = 92$）	662.84±253.26	-0.023	0.982
治疗 6 个月	647.18±340.43（$n = 55$）	659.98±264.80	$t = -0.256$	0.798
治疗 9 个月	618.38±316.52（$n = 40$）	614.00（452.00 ~ 805.00）[a]	-0.677	0.498
治疗 12 个月	552.00（386.25 ~ 836.00）（$n = 28$）	569.00（440.00 ~ 777.00）[a]	-0.293	0.770

与治疗前比较，[a] $P < 0.05$。

稳定率，以及安全性指标（肝肾功能和白细胞计数）差异无统计学意义。因此灵芝可促进患者 CD4 ＋ T 淋巴细胞数的增长，升高 Th/Ts 比值，且无明显不良反应。艾滋病病毒（HIV）感染患者在接受高效抗反转录病毒治疗（HAART）后，不仅能有效抑制 HIV 复制，也能促进机体的免疫重建，但是在临床上仍有约 20% 患者表现为免疫重建不良。本项研究提示，灵芝联合 HAART 对免疫重建不良有一定的治疗前景。

表 12-5　两组治疗前后 Th/Ts 比值比较

治疗周期	联合组		对照组 （ $n = 95$ ）	Z 值	P 值
治疗前	0.33（0.21～0.49）	（ $n = 92$ ）	0.28（0.20～0.42）	－ 1.699	0.089
治疗 3 个月	0.35（0.24～0.47）	（ $n = 92$ ）	0.29（0.23～0.42）[b]	－ 1.546	0.122
治疗 6 个月	0.35（0.24～0.58）[a]	（ $n = 55$ ）	0.32（0.23～0.45）[c]	－ 1.186	0.236
治疗 9 个月	0.37（0.27～0.60）[b]	（ $n = 40$ ）	0.34（0.25～0.46）[c]	－ 1.297	0.195
治疗 12 个月	0.49±0.23[ad]	（ $n = 28$ ）	0.34（0.25～0.47）[c]	－ 2.217	0.027

与治疗前比较，[a] $P < 0.05$，[b] $P < 0.01$，[c] $P < 0.001$；与对照组比较，[d] $P < 0.05$。

第 13 章
亚健康人群及中老年人保健

　　"亚健康"与中老年人群应重视养生保健，与其患病或病重后再用灵芝，不如防患于未然，根据个人体质的不同，服用灵芝养生保健。灵芝通过其对神经、心血管、免疫和内分泌系统的调节作用，维持人体对内外环境变化的适应能力，增强体质、提高抵御疾病的能力，增进健康，延缓衰老。

　　灵芝的抗疲劳作用、抗氧化应激及免疫调节作用亦可用于运动保健。

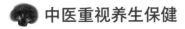 **中医重视养生保健**

在长期防病治病的实践中，中医药学以人为本，很早就提出："上工治未病，以养生为先""上医医未病之病，中医医欲病之病，下医医已病之病""上医医国，中医医人，下医医病"。这些精辟的论述反映古代中医药学家已非常重视预防疾病和养生保健，而"上医医国"就是把预防为主的原则与提高全民健康水平和增强国力联系起来。灵芝在《神农本草经》中被列为上药，该书所指上药"主养命以应天，无毒，多服、久服不伤人""欲轻身益气，不老延年者"应用上药。可见早在两千多年前，中医药学家已认识到中药特别是灵芝在养生保健、延缓衰老中的重要作用。

 "亚健康"与稳态调节障碍

1984年世界卫生组织（WHO）指出："健康不仅仅是没有疾病和虚弱，而是身体、心理和社会适应的良好状态"，肯定了医学界提出的由单一的生物医学模式向"生物-心理-社会"医学模式发展的观点。在此基础上提出了健康与疾病之间存在"第三状态"即"亚健康状态"的观点。"亚健康"，是指占人群很大一部分的人虽无明确的疾病诊断，但在身体上、心理上出现种种不适应的感觉和症状，从而呈现出活力降低、适应性减退的一种生理状态。这种状态系由生物、心理、社会三种因素引起机体的神经-内分泌-免疫调节紊乱，生理功能紊乱或代谢功能障碍所致。其主要表现为精力下降、紧张、焦虑、失眠、多梦、头晕、耳鸣、心慌、疲乏无力、食欲不振、身体虚弱等。"亚健康"实际上是社会竞争激烈、工作节奏加快、生活方式和饮食结构改变、环境污染、生态平衡被破坏所引起的健康问题。进入中年以后，"亚健康"变得日益明显，并逐步发展为高血压、高脂血症、糖尿病、心血管疾病等，由于机体免疫力降低，细菌、病毒感染和肿瘤的发病率也增加。

中医对"亚健康"的认识远较西医早，提出医学的目的首先是要"消患于未兆""济羸劣以获安"（《黄帝内经素问序》），其次才是治病。这里所谓的"未兆"，是指无显著疾病征兆，而"羸劣"则指虚损或不太健康，但不一定有病，即现在所说的"亚健康状态"。

处于"亚健康状态"的人必须考虑如何养生保健，避免健康进一步恶化，导致疾病。正常时，人体的神经系统、心血管系统、内分泌系统、免疫系统等均有良好的自我调节和相互调节的功能。因此，人体可适应内外环境的变化而调节这些重要系统的功能，使之保持正常。如：人体可通过高位交感中枢、交感神经、肾素 - 血管紧张素系统、内分泌系统等来调节血管平滑肌张力，使血压能适应内外环境的改变而维持正常，一旦这种调节失常就可导致高血压。又如胰岛细胞（β 细胞）分泌的胰岛素可降低血糖，而 α 细胞分泌的胰高血糖素则可升高

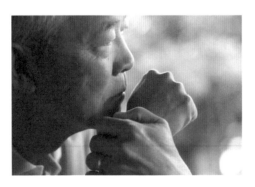

血糖，二者作用相反，互相拮抗。而其他内分泌激素如肾上腺皮质激素、生长激素等也可拮抗胰岛素的作用，使血糖升高。而这些影响血糖升降的激素的分泌又受神经

系统、内分泌系统、免疫系统的调节，只有它们的作用处于平衡时，血糖才能维持在正常水平。

从本质上看，"亚健康"是人体的稳态调节障碍，由人体对内外环境变化的适应能力降低所致。如稳态障碍进一步发展，则可导致疾病。故人体健康的根本是稳态，保持稳态就是健康，稳态破坏导致疾病。

灵芝对"亚健康"与中老年人群的保健作用

步入中年以后，人体最主要的器官如神经系统、心血管系统、内分泌系统、免疫系统等均伴随着年龄的增加而产生退行性改变，并因此使各系统和系统间的稳态调节发生障碍，对内外环境改变的适应能力降低，因而易患心脑血管疾病、糖尿病、病毒感染、肿瘤等。灵芝的广泛药理作用，特别是其镇静、改善学习记忆功能、抗心脑血管缺血、调节血脂、降血糖、清除自由基抗氧化、保护肝肾、抗衰老和免疫调节作用为亚健康人群的保健提供了理论依据。如能在这些疾病发生前服用灵芝保健，通过灵芝的这些作用，增强人体对内外环境改变的适应能力，使人体内环境稳定，使血压、血脂、血黏度、血糖等维持在正常水平，并使因年龄增长而降低的免疫功能得到改善，可延缓"亚健康状态"的进程，预防中老年的常见病、多发病。

灵芝的延缓衰老作用

自古以来，历代帝王、官宦均想寻找一种"长生不老药"，以求"万岁""千岁"。然而，这只是一种幻想。生就意味着

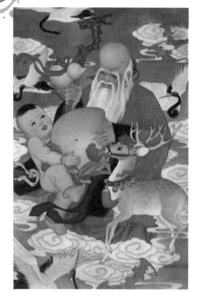

死，这是不可抗拒的自然规律。但现代科学研究指出，人类的预期寿命远高于百岁，这已被许多健在的百岁老人所证明。因此"延缓衰老"是可能的，其真实含意是延长寿命，提高老年人的健康水平和生活质量。《神农本草经》对"六芝"的论述中，均强调灵芝"久食（服）轻身不老，延年神仙"，就是说长期服用灵芝可延长寿命，提高老年人的生活质量。灵芝为什么能延缓衰老呢？

首先，灵芝能延缓衰老引起的免疫功能衰退。免疫功能衰退是衰老的最早也是最明显特征。在免疫器官中，自青春期开始，胸腺即出现进行性退化。受胸腺控制的T淋巴细胞功能及其产生细胞因子的能力均伴随年龄增加而降低，这是老年人免疫功能低下的主要原因。其次，受骨髓调控的B淋巴细胞功能及其分泌免疫球蛋白的能力也下降。这些变化导致老年人对外来抗原（细菌、病毒等）的免疫功能减弱，对突变的抗原（肿瘤细胞）监视功能降低，因此老年人易患感染性疾病、肿瘤及免疫缺陷症。研究证明，衰老所致免疫功能衰退是可以延缓的，也可以部分恢复。

我们的研究证明，灵芝可明显恢复因衰老所致的体液免疫功能和细胞免疫功能降低，并可促进老年小鼠的细胞因子产生，如表13-1所示，24月龄老年小鼠的脾细胞的自发性增殖反应和白介素-2（IL-2）生成均较3月龄年轻小鼠显著减少，

表13-1 灵芝多糖（GL-B）对老年小鼠脾细胞自发增殖反应和白介素-2（IL-2）生成的影响

组别	鼠龄（月）	浓度（μg/ml）	[^{3}H] TdR 摄取 × 10^{-3}（dpm）	IL-2 活性 × 10^{-3}（dpm）
年轻对照	3	—	45.4±2.1	8.3±1.4
老年对照	24	—	19.4±3.88[++]	5.8±1.0[+]
GL-B	24	50	34.8±4.5	7.3±1.2[*]
GL-B	24	100	36.1±2.6[**]	8.2±1.0[**]
GL-B	24	200	40.2±4.2[***]	9.0±1.0[***]

$\bar{x}\pm s$，$n = 6$；[+] $P < 0.05$，[++] $P < 0.001$，与年轻对照比较；[*] $P < 0.05$，[**] $P < 0.01$，[***] $P < 0.001$，与老年对照比较。

分别减少 57.3% 和 30.1%，灵芝多糖（GL-B）则可剂量依赖性地使之逐渐恢复至 3 月龄小鼠的正常水平。表 13-2 结果显示，24 月龄老年小鼠脾细胞 DNA 多聚酶 α 活性较 3 月龄小鼠降低 43.3%，表明衰老小鼠的免疫功能衰退与免疫细胞的 DNA 合成障碍有关。每日给老年小鼠分别腹腔注射 GL-B 25 mg/kg、50 mg/kg，连续给药 4 日，可显著增强老年小鼠脾细胞的 DNA 多聚酶 α 活性，并使之趋于正常。可见灵芝多糖通过增强老年小鼠 DNA 多聚酶 α 活性，恢复免疫细胞的 DNA 合成功能，进而使衰老小鼠的免疫功能低下逐渐恢复。

表13-2 灵芝多糖（GL-B）对老年小鼠脾细胞 DNA 多聚酶 α 活性的影响

组别	鼠龄（月）	剂量（mg/kg）	DNA 多聚酶 α 活性（U/10^{10} 脾细胞）
年轻对照	3	—	16.3±3.2
老年对照	24	—	9.20±2.4[+]
GL-B	24	25	13.3±3.0[*]
GL-B	24	50	14.6±3.6[*]

$\bar{x}\pm s$，$n = 6$，[+] 与年轻对照比较，$P < 0.001$；[*] 与老年对照比较，$P < 0.01$。

其次，灵芝的抗氧化与清除自由基作用也与其延缓衰老作用有关。自由基是细胞代谢过程中产生的活性物质，它能诱导氧化反应，使生物膜中多种不饱和脂类发生超氧化变性，形成脂质过氧化物，引起细胞结构和功能的改变，导致器官组织的损伤。在正常状态下，体内氧自由基的产生与清除处于动态平衡，所产生的自由基，机体是可以利用的。但是，如果自由基产生过多，或清除减少，大量自由基必然对机体造成损伤：①损伤细胞脂类和细胞膜；②损害蛋白质和酶；③破坏核酸和染色体。衰老的自由基产生学说指出，脂质过氧化反应及过量的自由基产生可导致细胞、组织和器官的衰老。

药理研究证明，灵芝对多种诱因引起的心、肝、肾、胰、脑等重要器官的脂质过氧化损伤有明显的保护作用，可明显降低脂质过氧化产物丙二醛（MDA）和脂褐素的含量，增强超氧化物歧化酶（SOD）、谷胱甘肽过氧化物酶（GSH-PX）等抗氧化酶的活性。在体外培养的巨噬细胞（小鼠）、胰岛细胞（小鼠）、大脑皮质细胞（大鼠）、PC12 细胞（大鼠嗜铬细胞瘤细胞，是广泛用来研究多种神经系统疾病，如帕金森病、阿尔茨海默病等神经元发育和功能的细胞培养模型）、血管内皮细胞（大鼠、人）、角质形成细胞（人），灵芝对氧化剂引起的细胞氧化损伤有明显的保护作用。如表 13-3 结果所示，细胞老化诱导剂过氧化氢（H_2O_2）作用于体外培养的人角质形成细胞 3 次后，显微镜下可见细胞碎片增多，同时检测到氧化产物 MDA 在细胞内沉积，SOD、GSH-PX 等抗氧化酶的含量则显著减少。在加入过氧化氢前，先加入灵芝多糖（400 μg/ml）可使 SOD、GSH-PX 含量明显增加，MDA 含量显著降低，减轻过氧化氢对人角质形成细胞的氧化

灵芝从神奇到科学

表 13-3　灵芝多糖对过氧化氢（H_2O_2）氧化损伤人角质形成细胞 SOD 和 GSH-PX 活性及 MDA 含量的影响

组别	SOD（U/ml）	GSH-PX（U）	MDA（mmol/mg）蛋白
正常对照组	40.22±3.32	202.11±19.89	1.56±0.17
H_2O_2 组	21.54±2.33*	120.55±13.34*	2.55±0.26*
灵芝多糖＋H_2O_2 组	35.76±3.45△	188.66±17.76△	1.87±0.16△
灵芝多糖组	42.91±1.53	214.00±23.23	1.12±0.10*

$\bar{x}\pm s$，* $P < 0.05$，与正常对照组比较；△ $P < 0.05$，与 H_2O_2 组比较。

损伤。角质形成细胞是皮肤表皮的主要细胞，此细胞衰老与皮肤衰老密切相关。

药理研究还证明，灵芝具有抗皮肤衰老作用。皮肤暴露在体表上，并最早地表现出衰老迹象。同时，作为人体最大的器官，皮肤也是内脏疾病的"窗口"。皮肤衰老不仅会影响美观，而且在病因上与许多皮肤疾病有关。因此，预防和延缓皮肤衰老十分重要。研究表明，灵芝能延缓包括皮肤细胞在内的多种细胞的衰老。灵芝体内外给药均可改善皮肤细胞衰老。

如衰老模型小鼠表皮和真皮变薄，灵芝多糖组小鼠则表皮和真皮厚度增加；与衰老模型小鼠组比较，灵芝多糖组小鼠表皮结构良好，表皮与真皮层之间边界清晰，基底膜清晰，真皮胶原纤维均匀分布，染色质更均匀致密，皮下脂肪更丰富，毛囊、腺体结构更完整（图 13-1）。同时可见皮肤 SOD 活性显著升高，且含铜与锌超氧化物歧化酶（CuZn-SOD）mRNA 表达的 Ct 值显著降低。

又如灵芝提取液经皮给药能不同程度地抵抗 D- 氨基半乳糖（D-gal）所致的小鼠皮肤衰老作用，提高衰老小鼠皮肤组织

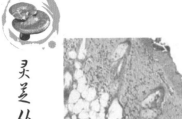
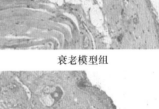

正常对照组　　　　　　　　　　衰老模型组

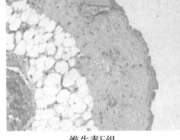
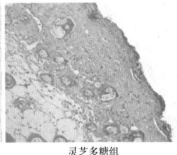

维生素E组　　　　　　　　　　灵芝多糖组

图 13-1　皮肤组织病理切片观察（苏木精-伊红染色，×200）

中 SOD 的活性，并降低 MDA 和脂褐素（lipofuscin，LF）的含量，显著提高衰老小鼠皮肤中羟脯氨酸及胶原蛋白的含量。

灵芝增强老年人免疫功能的临床报告

陶思祥和叶传书（1993）报告赤芝粉对 30 例老年人细胞免疫功能的影响。30 例门诊健康查体者（男性 19 例，女性 11 例）平均年龄 65.1 岁。其中血脂增高者（血清胆固醇 > 6.0 mmol/L、三酰甘油 > 1.25 mmol/L、低密度脂蛋白-胆固醇 > 5.8 mmol/L）13 例，符合脑动脉硬化者 21 例。半年内未用过中草药、糖皮质激素及其他影响免疫功能的药物。口服赤

芝粉，每次 1.5g，每日 3 次，共服 30 日。于服药 10 日、20
日、30 日和停药 10 日后，静脉采血，分离出周围血单核细胞
（PBMC）测白介素 -2（IL-2）、干扰素（IFN-γ）及自然杀伤
（NK）细胞活性，结果见表 13-4。服药后 IL-2、IFN-γ 及 NK
细胞活性均增高，服药 20 日达高峰，停药 10 日后仍维持在高
水平。结果指出：灵芝能提高老年人的免疫功能。

表 13-4　口服赤芝粉对老年人 IL-2、IFN-γ 及 NK 细胞活性的影响

组别	IL-2（U/ml）	IFN-γ（U/ml）	NK 细胞（%）
服药前	134.1±30.7	8.3±3.9	40.1±10.3
服药 10 日	150.7±41.3**	10.6±4.3*	48.7±9.6**
服药 20 日	159.2±39.4**	11.5±5.2**	51.3±9.1**
服药 30 日	154.8±36.7**	11.9±5.6**	50.7±8.4**
停药 10 日	157.8±41.9**	12.1±5.9**	50.1±9.3**

$\bar{x}±s$；*$P < 0.05$，**$P < 0.01$，与服药前比较。

灵芝 β–葡聚糖对成年人的免疫调节作用

Chen，S N 等（2023）在一项随机、双盲、安慰剂对照的
临床试验中，评价灵芝 β - 葡聚糖对成年人的免疫调节作用。
135 例 18～55 岁的健康成年受试者随机分为干预组（70 例）
和对照组（65 例）。干预组每天口服灵芝胶囊（含 75.2% 灵
芝 -β 葡聚糖）200 mg，对照组每天口服安慰剂胶囊（含葡萄
糖单水合物 200 mg），两组均服用 12 周。干预前后采血检测 T
细胞及其亚型、IgA、NK 细胞计数及其细胞毒活性。检测肝功
能（ALT、AST）和血象（红细胞、血红蛋白、血细胞比容和
血小板），作为安全性评价的指标。

图 13-2 结果显示，干预前后，干预组与对照组的免疫学指标的差值具有统计学显著性差异，包括：总 T 淋巴细胞计数（干预组 / 对照组；下同）（14.1%±20.9%/2.8%±12.8%；$P = 0.002$）；CD3 + T 细胞计数（15.0%±9.9%/1.0%±2.5%；$P = 0.002$）；CD4 + T 细胞计数（13.4%±22.2%/−8.0%±17.2%；$P = 0.0001$），CD8 + T 细胞计数（14.6%±22.8%/2.4%±22%；$P = 0.033$），CD4/CD8（12.9%±11.2%/−2.2%±1.7%；$P = 0.0001$），血清 IgA 浓度（10.0%±38.3%/2.1%±11.8%；$P = 0.031$），NK 细胞计数（19.5%±6.4%/−2.0%±8.9%；$P = 0.0001$）和 NK 细胞毒性（83.1%±30.0%/−4.5%±8.7%；$P = 0.0001$）。安全性评价结果表明，灵芝 β - 葡聚糖安全并耐受良好。这项研究提示，灵芝 β - 葡聚糖可以调节健康成人的免疫反应，从而增强他们对机会性感染的抵抗力。

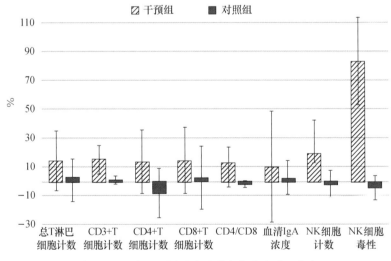

图 13-2　两组干预前后免疫学指标变化的百分比

灵芝对健康中年志愿者的抗氧化作用和保肝作用的临床报告

　　Chiu HF 等（2017）报告，采用随机双盲法安慰剂对照交叉试验观察灵芝对健康志愿者的抗氧化作用和保肝作用。42 例健康中年志愿者均伴有轻微肝功能不良（转氨酶在正常范围内升高和轻度脂肪肝），分为灵芝组和安慰剂对照组。灵芝组每日早晚餐后口服灵芝胶囊（225 mg；含 7% 三萜酸 A、B、C、C_5、C_6、D、E、G 和 6% 多糖肽以及少量氨基酸和微量元素），对照组口服安慰剂，服用 6 个月后，经 1 个月清洗期，再进行交叉试验。试验前、试验第 3 个月和第 6 个月空腹取血，检测氧化指数——总抗氧化能力（TEAC）、硫代巴比妥酸反应物质（TBARS）、硫醇（Thiols）、谷胱甘肽（GSH）、8 羟基-脱氧鸟苷（8-OH-dG）；抗氧化酶——超氧化物歧化酶（SOD）、谷胱甘肽过氧化物酶（GPx）、葡萄糖 -6 磷酸脱氢酶（G-6-PDH）、谷胱甘肽还原酶（GR）以及过氧化氢酶（CAT）；肝标志酶——谷丙转氨酶（GPT）、谷草转氨酶（GOT）。试验前和试验结束时，进行腹部超声检查。最终纳入统计的 39 例结果显示，灵芝胶囊可改善氧化指数，增强总抗氧化能力，增加抗氧化标志物硫醇和谷胱甘肽含量，降低氧化应激的标志物硫代巴比妥酸反应物质和 8 羟基-脱氧鸟苷水平（表 13-5）；增强抗氧化酶超氧化物歧化酶、谷胱甘肽过氧化物酶、葡萄糖 -6 磷酸脱氢酶、过氧化氢酶的活性（表 13-6）；降低谷丙转氨酶和谷草转氨酶水平。3 例受试者腹部超声检查显示脂肪肝或胆囊息肉消失（图 13-3）。结果指出，灵芝胶囊可改善健康中年志愿者的氧化应激，保护肝脏。

灵芝从神奇到科学

表 13-5　灵芝和安慰剂处理的健康志愿者氧化指数

组别	TEAC（%）	TBARS（IM/L）	8-OH-dG（pg/ml）	Thiols（mM/ml）	GSH（IM/L）
试验前					
灵芝	79.33±4.95[a]	3.37±0.47[a]	15.99±2.39[a]	0.19±0.04[b]	6.00±1.07[b]
安慰剂	80.70±5.04[a]	3.26±0.44[a]	14.70±3.00[a]	0.21±0.06[a]	6.90±1.48[a]
第 3 个月					
灵芝	82.93±3.087[a]	3.28±0.81[a]	14.49±2.72[a]	0.20±0.05[b]	7.30±1.66[a]
安慰剂	80.97±3.98[a]	3.32±0.73[a]	15.19±2.99[a]	0.20±0.07[a]	6.66±1.63[a]
第 6 个月					
灵芝	84.04±3.74[b]	2.47±0.68[b]	11.98±1.79[b]	0.28±0.05[b]	8.05±1.42[a]
安慰剂	80.24±3.79[a]	3.30±0.88[a]	15.35±3.07[a]	0.19±0.06[a]	6.63±1.39[a]

$\bar{x}\pm s$，$n = 39$，同一列数据，上标字母不同的数据有显著性差异（$P < 0.05$）。

表 13-6　灵芝和安慰剂处理的健康志愿者红细胞抗氧化酶活性

组别	SOD（IU/gHb）	CAT（IU/gHb）	G-6-PDH（IU/gHb）	GPx（IU/gHb）	GR（IU/g Hb）
试验前					
灵芝	1155.98±150.11[c]	246.26±28.08[b]	11.99±1.99[b]	13.16±1.71[b]	4.00±0.61[a]
安慰剂	1143.95±170.14[a]	245.83±32.43[a]	11.83±2.11[b]	12.64±1.43[a]	3.95±0.64[a]
第 3 个月					
灵芝	1244.73±149.46[b]	268.87±28.22[ab]	12.40±2.26[b]	14.39±1.20[b]	4.29±0.66[a]
安慰剂	1141.25±155.46[a]	244.86±31.80[a]	11.93±2.19[a]	13.07±1.53[a]	3.99±0.63[a]
第 6 个月					
灵芝	1385.63±139.01[a]	279.21±26.18[a]	13.56±2.11[a]	15.44±1.17[a]	4.53±0.68[a]
安慰剂	1144.60±150.73[a]	242.97±28.32[a]	11.94±2.03[a]	12.63±1.78[a]	3.99±0.63[a]

$\bar{x}\pm s$，$n = 39$，同一列数据，上标字母不同的数据有显著性差异（$P < 0.05$）。

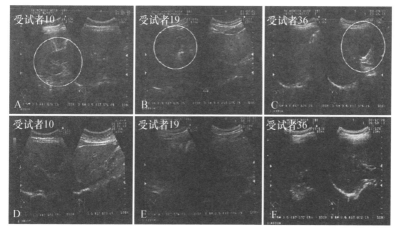

图13-3　服用灵芝胶囊的健康受试者腹部超声图像。图像A、B、C显示：服灵芝前，受试者10、19伴有轻度脂肪肝和受试者36伴有胆囊息肉（均用圆圈表示）。图像D、E、F显示：服灵芝6个月后，受试者10、19、36肝脏结构正常，无脂肪肝或胆囊息肉影像

发酵灵芝护肤霜的临床抗皮肤衰老功效

　　孙美娟等（2020）选择34例35～60岁女性，按Chardon分级法要求，皮肤颜色在Ⅱ～Ⅳ型，皮肤松弛，脸部/眼周有皱纹者作为研究对象。2周洗脱期后，受试者早晚清洁脸部后，取适量发酵灵芝护肤霜（含10%灵芝发酵滤液）均匀涂抹于全脸，按摩至吸收。每日2次，共使用12周。利用皮肤无创仪器检测方法，分别测试受试者使用前后皮肤水分含量、皮肤白度、皮肤光泽度和眼角皮肤弹性值，并用VISIA-CR面部成像系统检测受试者面部图像，分析计算眼周皱纹占有率。

　　研究发现，使用发酵灵芝护肤霜后，皮肤角质层水分含量逐渐增加；皮肤光泽度和白度值均呈上升趋势；眼角皮肤弹性

值逐渐上升且接近 1，眼周皱纹占有率持续下降（图 13-4 至图 13-8）。受试者眼部高清 VISIA-CR 照片显示，在使用样品 12 周后，受试者眼部皱纹明显变浅和减少，皮肤纹理都有不同程度的改善（图 13-9）。结果表明，发酵灵芝护肤霜具有良好的抗皮肤衰老功效。

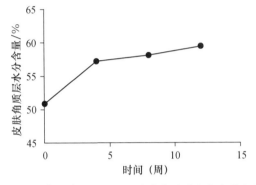

图 13-4　实验前后不同时间皮肤角质层水分含量变化

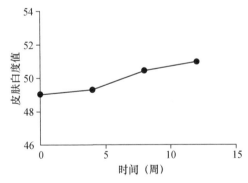

图 13-5　实验前后不同时间皮肤白度值变化

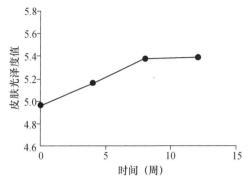

图 13-6 实验前后不同时间皮肤光泽度值变化

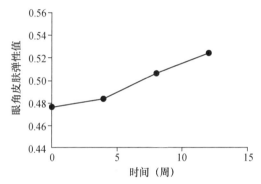

图 13-7 实验前后不同时间眼角皮肤弹性值变化

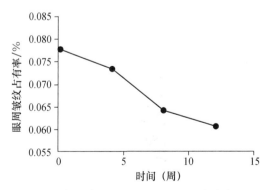

图 13-8 实验前后不同时间眼周皱纹占有率变化

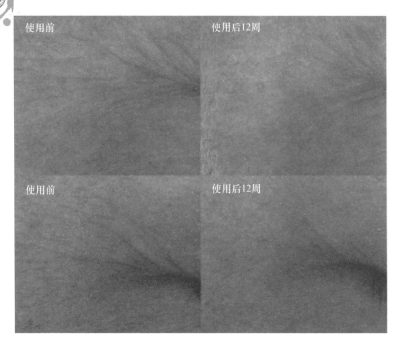

图 13-9 两例受试者使用样品前和使用样品后 12 周眼部皮肤变化

灵芝对运动员保健作用的研究报告

研究报告 1：灵芝液提高运动员的运动耐力

王满福等（1999）选择 20 名男子中长跑运动员，随机分为

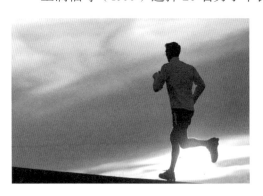

灵芝组和对照组，每组 10 名。灵芝组口服灵芝液，每次 10 ml，一日 2 次，服用 30 天。对照组口服色泽、剂量、包装相同的健力宝口服液，每次 10 ml，一日 2 次，服用 30 天。

采用功率自行车进行功能测定，起始负荷 20 W，每分钟递增 20 W，骑速每分 60 转，运动直至力竭不能保持骑速为止。分别记录最大工作时间和最大负荷功率、递增负荷运动第 5 级负荷时和力竭时的心率。生化指标测定：分别采取运动前、运动后 5 分钟、10 分钟耳血，观察血红蛋白和血乳酸恢复情况。

表 13-7 结果显示：运动员服用灵芝液后作功值和作功时间比服用前有明显提高，服用灵芝液 1 个月后，灵芝组第 5 级负荷心率明显低于对照组，而最大负荷心率显著高于对照组，灵芝组服药前后自身对比亦有明显差异。灵芝组血红蛋白含量由服用前的（14.78±0.28）g/dl 上升到（15.62±0.67）g/dl，且明显高于对照组；运动后 5 ～ 10 分钟，灵芝组血乳酸由（9.24±1.22）mmol/L 下降到（7.75±1.24）mmol/L（$P < 0.05$），而对照组无显著变化。可见服用灵芝液能加快血乳酸清除，提高机体耐酸能力。

表 13-7　灵芝组与对照组作功时间、作功值和定量负荷运动时的心率比较

组别		作功值（W）	作功时间（分）	5 级负荷心率（次／分）	最大负荷心率（次／分）
灵芝组	试验前	191.5±15.8	9.4±0.5	141.8±13.8	179.0±17.1
	试验后	227.6±20.2*△	11.3±1.3*△	135.9±13.8*△	192.4±19.3*△
对照组	试验前	194.1±18.9	9.7±0.9	145.1±12.3	185.8±14.1
	试验后	191.9±22.1	9.6±0.7	147.2±11.2	185.6±16.7

* $P < 0.01$，与服用前比较；△ $P < 0.01$，与对照组比较。

结果表明，服用灵芝液可使运动员生理动员的程度显著增加，对机体内环境的剧烈变化具有更强的耐受性，故灵芝组能在缺氧、心率明显高于对照组的情况下持续工作，承受更长的运动时间和更大的运动负荷。这可能是灵芝改善心血管功能，增加心脏冠状动脉流量，促进心肌毛细血管循环，促进肌糖原合成及脂肪酸的有氧氧化，从而节省了糖的消耗，有助于延缓疲劳的出现。

研究报告 2：灵芝胶囊改善运动员红细胞免疫功能低下

罗琳和张缨（2006）通过观察 4 周 2500 米高住低训过程中，人体红细胞 CD35 数量和活性变化，探讨灵芝多糖对高住低训过程中人体红细胞 CD35 的影响。以 16 名足球专项运动员为受试对象，所有受试者均无肝、肾、内分泌疾病史及世居高原史，未服用过影响机体红细胞代谢的药物。将受试者随机分为给药组和对照组各 8 名，均为高住低训。入住低氧房前给药组每次服灵芝胶囊（含灵芝浸膏粉及灵芝孢子粉）10 粒，一日 2 次，共 2 周，对照组服安慰剂。两组每晚入住低氧房（O_2 浓度 15.4%，相当于海拔 2500 米）10 小时，每周进行 2 次低氧房内以 72% 最大摄氧量蹬踏功率自行车训练 30 分钟，并且两组每周有 3 次同一教练执导的专项训练。于给药前，暴露前，入住 10 小时、入住 2 周、入住 3 周、入住 4 周时清晨取静脉血，以相应的荧光标记抗体反应，用流式细胞仪记录其平均荧光强度、阳性细胞率。结果：试验 4 周后，给药组和对照组红细胞 CD35 的表达较试验前分别升高了 7.9% 和下降了 12.8%（$P < 0.05$），给药组和对照组红细胞补体 C3b 受体花环率较给药前分别升高了 45.9%（$P < 0.05$）和下降了 49.0%，两组相比有显著差异（$P < 0.05$），给药组和对照组红细胞免疫复合物（IC）花环率较试验前分别升高了 99.7% 和 19.5%（$P < 0.01$）。结果指出，灵芝多糖可以明显增加红细胞 CD35 的表达，并且可以明显改善高住低训试验中出现的运动员红细胞继发性免疫低下的现象。

研究报告 3：灵芝胶囊对高住低训时运动员淋巴细胞亚型的影响

在另一项研究中，Zhang Y 等（2007）还观察 4 周 2500 米高住低训过程中，足球运动员的淋巴细胞亚型的数量变化，并探讨灵芝胶囊对其的影响。40名受试者随机分为对照组（在正常气压下居住）、高住低训对照组、高住低训给药一组、高住低训给药二组，每组10人。入住低氧房前2周开始给药，给药一组和二组每次服灵芝胶囊5粒和10粒，一日2次，对照组服安慰剂，共给药6周，其余试验条件同研究报告2。用流式细胞仪检测淋巴细胞亚型CD4＋/CD8＋比例。结果发现，试验28天后，前三组的CD4＋/CD8＋比例较试验前显著降低，而高住低训给药二组CD4＋/CD8＋比例高于高住低训对照组和高住低训给药一组。在服用灵芝胶囊6周的过程中，受试者的血液生化和尿常规检查均未发现任何异常。结果指出，高住低训过程中，由于低气压、缺氧及运动所致的应激状态，可导致CD4＋/CD8＋比例显著降低，灵芝多糖可改善这种免疫功能低下状态。

研究报告4：灵芝多糖对运动员运动训练效果及免疫功能的影响

刘甲爽（2016）报告，自行车运动员40人，随机平均分为试验组和对照组，两组运动员一般资料无显著差异，具有可比性。

在90天的备赛训练中，试验组口服灵芝多糖口服液，每次10 ml，早晚各服一次；对照组服用色泽、口感、包装同灵芝口服液一样的安慰剂，均服用6天停服1天，连续服用90天。训练内容为常规自行车运动训练项目，以及力量和拉伸训练，每训练5天休息1天，每日训练8 h。测试项目为固定功率自行车负重练习，最初负重为50 kg，每分钟递增10 kg，骑行速度为60 r/min，运动至力竭无法保持目前骑速为止。训练前后详细记录每名运动员的骑行时间、最大负荷功率、体重、体脂率、肌肉含量、定量负荷心率、总作功数。在训练开始后第1天、第

15 天和第 30 天均于空腹状态下采集静脉血，测定血乳酸、血清脂质过氧化物（LPO）、血超氧化物歧化酶（SOD）、过氧化氢酶（CAT）、血糖（GLU）和血尿素氮（BUN）含量，并检测免疫 Et 总花环、Ea 活性花环及血 IgA、IgG 和 IgM 含量。

结果与对照组比较，灵芝多糖可在维持体重的基础上，显著降低体脂率，增加肌肉含量，提高试验组运动员功率自行车运动的总作功、负荷时间和最大负荷心率，同时降低了运动时心率，提高了运动能力（表 13-8）。与对照组比较，试验组运动员血红蛋白含量和血红细胞体积均显著提高，而血乳酸含量明显降低（P 均＜ 0.05）。与对照组比较，训练后试验组运动员的 CAT 活性显著增强，GLU 含量明显提高，血 LPO 和 BUN 含量显著降低（表 13-9）。训练后两组运动员的免疫 Et 和 Ea 花环形成数据均较训练前降低，而对照组较试验组降低更为显著。试验组运动员训练后的 IgG、IgA、IgM 水平均显著高于对照组（表 13-10）。可见灵芝多糖可提高自行车运动员的大负荷运动训练效果，改善血液生化指标和提升运动所致免疫力降低。

研究报告 5：灵芝孢子油对羽毛球运动员免疫功能的影响

马金戈、房磊（2017）选取 16 名羽毛球队专业运动员，身体健康，均有 5 年运动年限，随机分成两组，两组运动员年龄、身高、体重等均无明显差别。在为期 21 天的高强度运动及训练时间内，试验组运动员每天服用灵

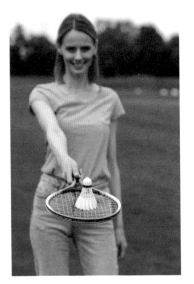

表 13-8 两组运动员训练结束后的一般资料

组别	例数	阶段	体重（kg）	体脂率（%）	肌肉含量（%）	总作功（W）	负荷时间（min）	心率（次/分）	最大负荷心率（次/分）
试验组	20	训练前	68.11±2.14	16.43±1.42	43.17±1.05	201.5±3.2	11.51±1.13	138.5±2.21	175.5±3.21
	20	训练后	69.31±1.24	11.51±1.13[#]*	48.12±1.81[#]	285.7±3.5*[#]	15.63±2.14*[#]	130.7±4.14	189.8±1.64
对照组	20	训练前	67.81±1.54	16.89±1.26	43.22±1.23	204.1±3.1	11.21±3.26	135.8±2.54	177.6±2.53
	20	训练后	65.12±1.04	15.15±1.11	44.15±1.57	230.6±2.7[#]	13.34±1.13[#]	141.6±1.92[#]	180.2±1.14

* 与对照组比较，$P < 0.05$；[#] 与训练前比较，$P < 0.05$。

表 13-9　两组运动员服用灵芝多糖前后的血生化指标

组别	例数	阶段	LPO（mmol/L）	SOD（U/mg）	GLU（mmol/L）	BUN（mmol/L）	CAT（U/mg）
试验组	20	训练前	1.88±1.41	64.55±3.14	4.23±0.59	5.53±1.42	135.67±4.67
	20	训练后	1.29±2.31*#	65.45±2.27	5.35±0.68*#	6.26±1.98*#	162.53±6.33*#
对照组	20	训练前	1.85±2.15	63.26±4.24	4.32±0.19	5.53±1.42	132.55±5.12
	20	训练后	1.53±2.51	78.11±2.25#	4.83±0.86#	9.52±1.86#	149.71±3.22#

* 与对照组比较，$P < 0.05$；# 与训练前比较，$P < 0.05$。

表 13-10　两组运动员服用灵芝多糖前后的玫瑰花环形成数据和免疫学指标

组别	例数	阶段	花环形成数据		免疫学指标		
			Et（%）	Ea（%）	IgG（%）	IgA（%）	IgM（%）
试验组	20	服用前	52.46±3.22	24.48±2.14	14.77±1.14	1.68±1.43	1.61±1.32
	20	服用后	47.16±3.15*#	20.36±1.68*#	16.59±2.54*#	1.55±1.32*#	1.75±1.56*#
对照组	20	服用前	52.77±2.14	24.24±4.11	15.68±1.67	1.87±1.66	1.64±2.32
	20	服用后	41.31±1.22#	15.99±3.24#	8.99±2.66#	1.33±1.37#	1.29±1.46#

* 与对照组比较，$P < 0.05$；# 与训练前比较，$P < 0.05$。

芝孢子油软胶囊（含灵芝孢子油 16 mg/ 粒）1 粒，对照组运动员每天服用不含灵芝孢子油的软胶囊（主要成分为淀粉）1 粒。分别于 7、14、21 天晨空腹采血，检测外周血 T 细胞亚群（CD4 ＋、CD8 ＋）和 NK 细胞百分比。表 13-11 至表 13-13 结果可见，运动 7 天后，试验组与对照组相比，CD4 ＋

表 13-11　灵芝孢子油对 CD4 ＋和 CD8 ＋ T 细胞的影响

组别	CD4 ＋ T 细胞（%）			CD8 ＋ T 细胞（%）		
	7 天	14 天	21 天	7 天	14 天	21 天
试验组	53.54± 1.12	56.47± 1.74*△	59.74± 1.22**△△	25.27± 1.12	27.43± 0.92*△	29.44± 0.84**△△
对照组	53.72± 1.37	50.08± 1.1△	44.43± 1.13△△	25.21± 1.07	23.23± 1.14△	21.07± 2.01△△

与对照组比较，* $P < 0.05$，** $P < 0.01$；与组内 7 天比较，△ $P < 0.05$，△△ $P < 0.01$。

表 13-12　灵芝孢子油对 CD4 ＋ /CD8 ＋值的影响

组别	CD4 ＋ /CD8 ＋		
	7 天	14 天	21 天
试验组	2.11±1.13	3.13±1.04*△	4.13±2.08**△△
对照组	2.06±2.09	1.62±3.07△	1.16±1.43△△

与对照组比较，* $P < 0.05$，** $P < 0.01$；与组内 7 天比较，△ $P < 0.05$，△△ $P < 0.01$。

表 13-13　灵芝孢子油对 NK 细胞的影响

组别	NK/%		
	7 天	14 天	21 天
试验组	24.02±1.34	26.05±1.21*△	28.14±2.02**△△
对照组	22.52±1.16	20.13±1.33△	17.31±1.13△△

与对照组比较，* $P < 0.05$，** $P < 0.01$；与组内 7 天比较，△ $P < 0.05$，△△ $P < 0.01$。

T 细胞、CD8 ＋ T 细胞、CD4 ＋ /CD8 ＋、NK 细胞无明显变化。运动 14、21 天后，与运动 7 天比较，试验组 CD4 ＋ T 细胞、CD8 ＋ T 细胞、CD4 ＋ /CD8 ＋、NK 细胞均显著升高，而对照组均显著下降，试验组 CD4 ＋ T 细胞、CD8 ＋ T 细胞、CD4 ＋ /CD8 ＋、NK 细胞均显著高于对照组。研究结果表明，羽毛球运动员长期运动时，服用灵芝孢子油软胶囊可防止高强度运动及训练造成的免疫功能降低，有助于降低运动时被感染的概率，保证运动员身体健康，以更好的体力投入运动。

灵芝还可预防高原反应，有研究报道，用灵芝（赤芝）菌片和灵芝舒心片防治高原不适应的 469 人。结果可使由平原进入海拔 4000 ～ 5000 米高原的人员的急性高原反应（头痛、呕吐等）发病率显著下降，两药预防有效率分别为 98.6% 和 97.5%。

第 **14** 章
灵芝解救毒蕈（毒蘑菇）中毒

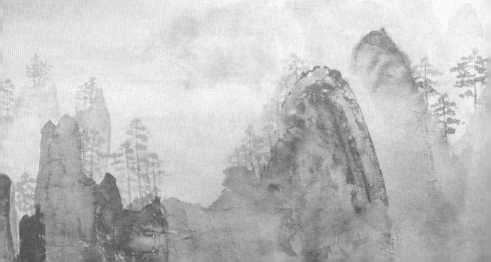

野生毒蕈（毒蘑菇）中毒来势迅猛，死亡率高，尚无特效解毒药。临床研究证明，灵芝（赤芝、紫芝）与常规抢救措施并用，通过其对心、肝和肾的保护作用，减轻中毒症状和中毒脏器的病理改变，可更有效解救毒蕈中毒，明显降低死亡率。

药理毒理学研究证明，灵芝通过其心、肝、肾保护作用，防治毒蘑菇中毒的多器官衰竭。

毒蘑菇中毒

误食野生毒蘑菇（毒菌）如鹅膏菌科（Amanitaceae）真菌白毒鹅膏蕈 [*Amanita verna*（Bull.: Fr.）Pers. ex Vitt]、亚鳞白鹅膏蕈 [*Amanita solitaria*（Bull.ex Fr.）Karst.]、斑豹鹅膏蕈 [*Amanita Pantherina*（Dc.: Fr.）Schrmm.] 及红菇科（Russulaceae）真菌亚稀褐黑菇（*Russula subnigricans* Hongo）等可致中毒，严重者可致死。

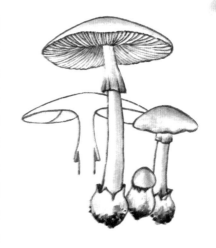

误采误食野生蕈中毒事件中，95% 是由鹅膏蕈所致。鹅膏毒肽（amanitin）是鹅膏蕈所含的最重要致死毒素，鹅膏毒肽为双环八肽，天然鹅膏肽有 α - 鹅膏毒肽（α-amanitin，亦称鹅膏蕈碱）等 9 种。鹅膏毒肽能溶于水，化学性质稳定，耐高温和酸碱。食入后，可迅速被消化道吸收进入肝，并能迅速与肝细胞 RNA 聚合酶结合，抑制 mRNA 的生成，造成肝细胞坏死，导致以急性肝衰竭为主的多器官衰竭。鹅膏毒肽属于慢作用毒素，其临床特点为：①发病有明显的季节性，即采收野生蘑菇较多的夏秋季；②具有集体发病的流行病学特点；③死亡率高达 60% 以上；④临床过程典型：潜伏期（3～6 小时）、急性胃肠炎期（24～48 小时）、假愈期（大约 24～48 小时）、内脏损害期和恢复期（时间漫长），实际上大部分中毒患者死于内脏损害期；⑤目前尚无特效解毒药。

早在 20 世纪 70 年代即发现，灵芝（赤芝、紫芝）可用于

225

毒蕈中毒的解救，近年的临床和基础研究进一步证实了这一用途。由于毒蕈中毒来势凶猛，病情重，死亡率高，不宜单用灵芝治疗，宜与常规抢救措施一并使用。

🍄 灵芝解救毒蘑菇中毒的临床报告

临床报告1：灵芝煎剂治疗鹅膏蕈中毒

肖桂林等（2006）报告，急性鹅膏蕈中毒患者103例，其中男性50例，女性53例，平均年龄43.7岁。全部病例食野菌后至出现急性呕吐、腹泻、腹痛症状的潜伏期最短为3小时，最长为12小时，平均为（9.7±2.6）小时；食入野菌到医院就诊时间最短者为10.1小时，最长为72小时，平均为（30.5±10.4）小时。患者入院后根据入院时病情轻中重分为3组，轻症组32例，患者有消化道症状，如恶心、呕吐、腹痛、腹泻等，尚未出现黄疸或神志改变；中症组37例，除消化道症状外，出现了黄疸（巩膜黄染）或神志改变（幻觉、胡言乱语、躁狂、哭笑无常等）；重症组34例，患者有消化道症状，同时伴有黄疸和神志改变。

患者入院后，立即给予静脉滴注（5%葡萄糖或葡萄糖盐水1000 ml，10%氯化钾20 ml）及口服灵芝煎剂治疗。灵芝煎剂制备及服用方法如下：轻症组：灵芝200 g，加水1500 ml煎制成1000 ml液体，口服，每日4次，每次服250 ml，疗程7日。中症组：灵芝350 g，加水2000 ml煎制成1500 ml液体，每日口服6次，每次250 ml，疗程7日。重症组：灵芝500 g，加水2500 ml煎制成2000 ml液体，每3 h口服1次，每次250 ml，疗程7日。观察临床疗效，并同时进行胆红素（STB）、胆汁酸（BA）、谷丙转氨酶（ALT）、谷草转氨酶（AST）等实验指标检测。

结果：103 例患者全部治愈出院；STB、BA、ALT、AST 4 项指标于中毒后仅呈现一过性上升，随着治疗的继续，各项指标迅速下降。入院时患者血中均检出鹅膏毒肽，于治疗后第 5 日血中已测不出鹅膏毒肽。结论：灵芝煎剂对鹅膏蕈中毒有很好的治疗作用，能明显降低鹅膏蕈中毒的病死率，并对机体脏器有明显的保护作用。

临床报告 2：灵芝煎剂协同常规治疗解救鹅膏蕈中毒

肖桂林等（2003）将鹅膏蕈中毒患者 23 例随机分为治疗组和对照组。对照组给予常规治疗［青霉素、谷胱甘肽片（阿拓莫兰）］，治疗组在常规治疗基础上，加用灵芝煎剂（灵芝 200 g，加水煎取 600 ml 液体）口服，每日 3 次，每次 200 ml，连服 7 日。比较两组的临床疗效。鹅膏蕈中毒后两组血总胆红素（STB）、胆汁酸（BA）、谷丙转氨酶（ALT）、谷草转氨酶（AST）增高。治疗组在第 3 日 4 项指标增高达高峰，以后显著下降；对照组 4 项指标则呈持续进行性增高。两组 4 项指标

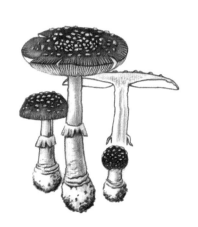
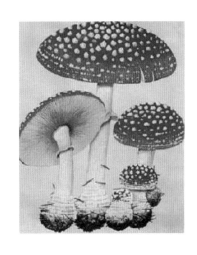

在相同时间比较，治疗组均明显低于对照组。结果表明，灵芝煎剂协同常规治疗对鹅膏蕈中毒有较好的治疗作用，能明显降低鹅膏蕈中毒的死亡率。

临床报告3：灵芝煎液治疗毒蕈中毒

熊国华、刘宏伟（2010）将急诊住院的毒蕈中毒患者84例，分为对照组（常规治疗）和试验组（常规治疗加灵芝煎液）。患者均有食用磷柄白毒伞和白毒伞史。发病特点为群体发病，患者均于食用野蕈后发生急性呕吐、腹泻、腹痛等症状，有些还出现休克、少尿、无尿。潜伏期最短为1.5小时，最长为12.5小时，平均为（6.2±1.28）小时。食入毒蕈到就诊时间最短者4.8小时，最长者约为18小时，平均10.5小时。病情轻重程度判定标准：有脏器功能衰竭者为重度中毒，脏器功能严重受损但未达衰竭程度者为中度中毒，脏器功能受损但不严重者为轻度中毒。试验组肝重度中毒者10例、中度15例、轻度6例；肾重度损害11例、中度10例、轻度3例。对照组肝重度中毒11例、中度13例、轻度13例；肾重度损害11例、中度11例、轻度4例。两组临床资料比较无显著差异（$P > 0.05$）。

对照组采用常规治疗，即洗胃、导泻、吸附剂灌胃、利尿，排除毒物，同时使用二硫基丙磺酸钠、青霉素、甘露醇、甘利欣、激素等综合治疗，有急性肾衰竭者进行血液净化。试验组则在此基础上加用灵芝煎液口服。即灵芝300 g，加水3000 ml慢煎半小时，每次取汁服250 ml，每4小时1次，连服3天。

患者入院后即观察呕吐、腹泻、腹痛等临床症状和尿量，采血检查谷丙转氨酶（ALT）、谷草转氨酶（AST）、尿素氮

（BUN）、肌酐（SCR）等，并于治疗后第 1、2、3、5、7 天复查。

全部患者于接受治疗后第 8 天进行疗效评定，未到 7 天转院者，以转院时采血检查指标为标准。治愈：临床症状消失，ALT、AST、BUN、SCR 恢复正常；显效：临床症状消失，ALT、AST、BUN、SCR 明显下降但未恢复正常（ALT80 ～ 200 U/L）；有效：临床症状好转，ALT200 ～ 500 U/L，AST200 ～ 500 U/L，BUN9.0 ～ 21.4 mmol/L，SCR177 ～ 445 μmol/L；无效：临床症状无好转，ALT ＞ 500 U/L，AST ＞ 500 U/L，BUN ＞ 21.4 mmol/L，SCR ＞ 445 μmol/L 或转院。

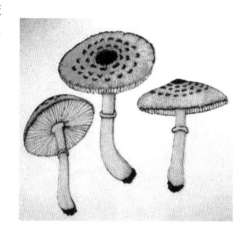

结果，试验组治愈率 85.7%，显效率 9.5%，有效率 4.8%，无转院病例；对照组治愈率 45.2%，显效率 14.3%，有效率 19.1%，无效率 21.4%（其中转院 9 例），试验组疗效明显优于对照组，症状消失时间也明显短于对照组。

两组患者血中 ALT、AST、BUN、SCR 均自第 1 天开始升高，试验组于第 3 天上升达高峰，以后逐渐下降；对照组 ALT、AST 指标继续呈上升趋势。两组各项指标自第 3 天起，于相同时间比较，均有明显差异（$P ＜ 0.05$），见表 14-1。

还有报告指出，用紫芝煎剂（30%，每次 50 ml，每日 3 次）抢救白毒鹅膏蕈［*Amanita verna*（Bull.ex Fr.）Pers. ex Vitt］（又名白毒伞、白帽菌等）中毒 11 例，除 1 例不治死亡

表 14-1　两组中毒患者血液生化指标比较

组别	ALT（U/L）	AST（U/L）	BUN（mmol/L）	SCR（μmol/L）
试验组				
第 1 天	142.10±32.5	73.80±13.65*	11.34±1.62	478.33±98.09
第 2 天	425.30±42.51*	198.84±17.48*	16.43±2.27*	638.48±112.30*
第 3 天	978.08±72.38*	1083.51±124.68*	26.54±3.35*	1384.36±136.89
第 5 天	326.82±13.2*	105.50±46.37*	17.88±2.42*	738.82±84.36*
第 7 天	66.50±9.4*	93.20±12.38*	10.38±1.36*	420.88±83.58*
对照组				
第 1 天	106.60±18.23	76.36±8.88	10.98±2.13	446.54±101.33
第 2 天	601.80±43.20	834.50±54.87	20.73±2.57	1084.37±136.39
第 3 天	1530.80±82.30	2152.30±218.30	38.46±3.52	2092.23±174.46
第 5 天	3542.00±216.33	4834.78±310.89	30.66±3.02	1802.97±2172.38
第 7 天	3489.20±293.42	6534.78±538.42	26.84±1.92	1278.91±128.33

* 与对照组相同时间比较，$P < 0.05$。

外，其余 10 例均治愈出院。紫芝煎剂对白毒鹅膏蕈中毒所致的中枢神经系统损害和急性肾衰竭有显著效果。紫芝尚用于斑豹鹅膏蕈（斑豹毒菌）（*Amanita Pantherina*）及亚鳞白鹅膏蕈（角鳞白伞）[*Amanita solitaria*（Bull. Ex Fr.）Karst.]中毒的解救，疗效亦明显。

临床报告 4：灵芝胶囊治疗鹅膏毒蕈中毒

李洁等（2013）将 69 例鹅膏毒蕈中毒患者按入院时病情轻重分为轻症组 15 例、中症组 22 例及重症组 32 例，给予灵芝胶囊（每粒含灵芝提取物 0.27 g）治疗，观察其临床疗效。其中，轻症组：给予灵芝胶囊 10 粒 / 次，口服（或鼻饲），每 2 小时 1 次；3 天后改为 5 粒 / 次，口服，每 4 小时 1 次；再 3 天后改为 2 粒 / 次，口服，每 4 小时 1 次；疗程共 10 天。中症组；给予灵芝胶囊20粒/次，口服（或鼻饲），每2小时1次；3天后改为10粒/次，口服，每4小时1次；再3天后改为5粒/次，口服，每4小时1次；疗程共10天。并将重症组32例设为治疗组，本科室历史资料（2002—2005年）中的重症组（给予灵芝500 g加水2500 ml，煎煮成2000 ml液体，每3小时口服或鼻饲1次，每次250 ml，疗程7天）设为对照组，评价其疗效。重症组（治疗组）给予灵芝胶囊30粒/次，口服（或鼻饲），每2小时1次；3天后改为20粒/次，口服，每4小时1次；3天后改为10粒/次，口服，每4小时1次；疗程共10天。

观察指标：①临床疗效；②实验室指标：总胆红素（STB）、胆汁酸（BA）、谷丙转氨酶（ALT）、谷草转氨酶（AST）。

结果3组患者经口服灵芝胶囊治疗，临床症状迅速缓解，实验室指标STB、BA、ALT、AST 4项仅出现一过性升高，然后迅速恢复正常。重症治疗组与对照组的临床疗效相近，差异无统计学意义（$P > 0.05$）。结果指出，灵芝胶囊可替代灵芝煎剂，用于治疗鹅膏毒蕈中毒，其疗效与灵芝煎剂相同，且方便应用。

临床报告5：灵芝煎剂解救亚稀褶黑菇中毒

亚稀褶黑菇（*Russula subnigricans*）亦是一种毒蘑菇，它含有胃肠型、神经型、溶血型和细胞毒型毒素，是一种快作用毒素，中毒后迅速引起肝、肾细胞损害，尤其是肾坏死而致死，一般在72小时内死亡，最快者可在24小时内死亡，是毒蘑菇中毒类型中最为凶险的一种。

肖桂林等（2003）观察灵芝煎剂对25例亚稀褶黑菇中毒患者的解救作用。治疗组14例在常规治疗基础上，加用灵芝煎剂口服。取灵芝 100 g，加水煎制 600 ml 液体，口服（神志障碍者鼻饲），每日 3 次，每次服 200 ml，连续服用 7 天为 1 个疗程，根据病情用 1～2 个疗程。对照组为前一年同种中毒病例 11 例（对照组给予输氧、输液等常规治疗）。比较两组的临床疗效及反映肾损害的尿 N- 乙酰 -β-D 氨基葡萄糖苷酶（NAG）、尿红细胞和尿蛋白，反映肝损害的血清谷丙转氨酶（ALT）、谷草转氨酶（AST）等各项指标改变情况。结果指出，治疗组经过治疗后，病情迅速好转，无死亡病例；对照组入院 24 小时内死亡 3 例，24～48 小时内死亡 2 例，48～72 小时内死亡 3 例，共计死亡 8 例。治疗组绝大部分病例尿红细胞在治疗 24 小时后完全消失，尿蛋白也明显减少，而 NAG、ALT 和 AST 等三项酶学指标第 3 天上升达高峰，以后逐渐下降。对照组各项指标则持续进行性上升，比较两组相同时间的各项指标，治疗组显著低于对照组。结果表明，灵芝煎剂对亚稀褶黑菇中毒有较好的治疗作用，能明显降低亚稀褶黑菇中毒的病死率。

灵芝解救毒蘑菇中毒的机制

药理研究不仅证实了灵芝抢救毒蘑菇中毒的疗效，而且还初步探讨了灵芝抢救毒蘑菇中毒的机制。在鹅膏毒蕈中毒家兔，灵芝煎剂可显著降低中毒所致的 AST、乳酸脱氢酶（LDH）、α- 羟丁酸（α-HBDH）、肌酸激酶（CK）、肌酸激酶同工酶（CK-MB）活性升高，并能显著减轻毒蘑菇中毒动物心肌损伤的病理组织学变化。同样，灵芝煎剂在明显改善鹅膏毒蕈中毒家兔的肝功能的同时，还可使降低的肝细胞 RNA 多聚酶的活性明显增高，这一作用可能涉及灵芝煎剂治疗鹅膏毒蕈肝中毒的机制。

　　灵芝减轻鹅膏毒蕈所致心、肝和肾损伤，防治多器官衰竭，可能与灵芝解救毒蘑菇中毒的机制密切相关。

　　此外，灵芝煎剂还可明显改善亚稀褶黑菇（*R.subnigricans*）急性中毒大鼠的肝肾功能，减轻中毒大鼠肝肾的病理组织学损害。

第 15 章
正确选择和服用灵芝产品小常识

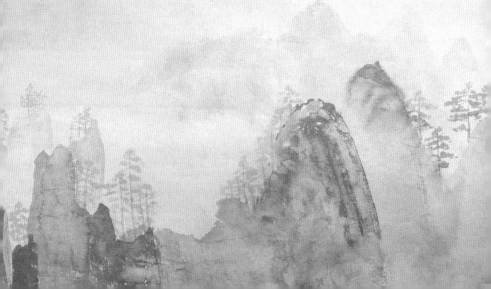

　　灵芝产品种类繁多，有人工栽培灵芝，也有野生灵芝；有灵芝子实体、孢子粉、发酵菌丝等原料，也有用它们制成的不同剂型的药品和保健食品。如何正确选择灵芝产品、鉴别产品质量，关系到疗效、保健功能和安全性。

小常识 1 药典收载的灵芝

《中华人民共和国药典（一部）》收载的灵芝是赤芝和紫芝的子实体，原文如下："灵芝（Lingzhi；Ganoderma）本品为多孔菌科真菌赤芝 *Ganoderma lucidum*（Leyss.ex Fr.）Karst. 或紫芝 *Ganoderma sinense* Zhao，Xu et Zhang 的干燥子实体。""赤芝 外形呈伞状，菌盖肾形、半圆形或近圆形，直径 10～18 cm，厚 1～2 cm。皮壳坚硬，黄褐色至红褐色，有光泽，具环状棱纹和辐射状皱纹，边缘薄而平截，常稍内卷。菌肉白色至淡棕色。菌柄圆柱形，侧生，少偏生，长 7～15 cm，直径 1～3.5 cm，红褐色至紫褐色，光亮。孢子细小，黄褐色。气微香，味苦涩。""紫芝 皮壳紫黑色，有漆样光泽。菌肉锈褐色。菌柄长 17～23 cm。""栽培品 子实体较粗壮、肥厚，直径 12～22 cm，厚 1.5～4 cm。皮壳外常被有大量粉尘样的黄褐色孢子"。

小常识 2 如何判断灵芝子实体的质量

灵芝通常是指赤芝（*Ganoderma lucidum*）的子实体，它是灵芝属大家族的一个成员，有野生的，也有人工栽培的。目前市场上卖的灵芝子实体，有成朵的，有切片的，还有磨成粉的。成朵的灵芝子实体，一般可以从色泽、厚薄、比重上判定其好坏。质量好的灵芝子实体，其朵形呈圆形或肾形，柄短，肉厚，菌盖的背面，也就是用放大镜能看到管孔的部位，一般呈淡黄色或金黄色为最佳，呈白色其次，呈灰白色而且管孔已经较大的最次，最后的这种灵芝子实体已经弹射完孢子粉，其菌体比重轻，极易用手掰碎，质量最差。灵芝切片也可从其色泽、密度（致密程度）、比重等来判断其优劣。灵芝子实体粉主要看有无杂质污染或掺假，最好采用显微分析或化学分析手段，鉴别其优劣。

小常识 3　刚成熟的灵芝子实体作原料最佳

灵芝提取物产品的质量优劣取决于其原料的好坏以及提取、制剂技术和质量控制标准。用于生产提取物的子实体，应是刚刚成熟，其菌盖边缘的白色或淡黄色生长线已消失，尚未大量弹射孢子粉的子实体，它包含了灵芝的菌丝、孢子及其生长过程中的代谢产物，富含多糖、三萜等有效成分，是真正的灵芝"全草"。长时间、大量收获孢子粉后的灵芝子实体质量差，不宜用作生产药品或保健食品的原料。

小常识 4　野生灵芝比人工栽培灵芝好吗？

我国已发现近百种野生灵芝属真菌，且其中大部分未经过药效和毒性研究。一些多孔菌也常混杂在野生灵芝中，难以辨识，误食对身体是有害的，不宜随便服用。没有证据证明，野生灵芝的药效比人工栽培的灵芝好。另外，野生灵芝多在幼嫩时期便被虫蛀，且易受真菌或环境污染。一些灵芝产品宣传野生灵芝制成的产品，是"绿色环保的产品"，这似乎是很理想的，但实际上并非如此。药品或保健食品均要求安全、有效、质量可控，并要从源头上控制质量，即控制用于生产的灵芝子实体的质量。厂家收购的野生灵芝子实体，来源各异，种类繁多，又不能逐一鉴定，用作生产原料，很难保证原料的来源、种类和质量均一性，生产出的药品或保健品的质量也很难保证。

小常识 5　灵芝子实体直接磨粉服用好吗？

一些灵芝产品未经过加工提取，而是简单地将灵芝子实体磨成粉后，直接制成胶囊或片剂，此类产品含大量纤维素及杂质，服用后吸收、利用不好，且有安全隐患。

小常识6　灵芝子实体制剂

灵芝子实体中含有多种成分如多糖、三萜类、核苷类、甾醇、生物碱、氨基酸多肽类等。它们在水中及醇中的溶解度不一样，如多糖类主要溶于水中，而三萜类则溶于醇或有机溶剂中，故可根据需要采用水提取法或醇提取法进行提取，得到的提取液再经喷雾干燥或浓缩制成流浸膏（1 ml与原药材1 g相等）或浸膏（1 g相当于原药材2～5 g），并进一步制成制剂。

常用的灵芝子实体制剂有片剂、胶囊剂、散剂、颗粒剂（冲剂）、糖浆剂、酊剂、酒剂等，除单方外尚有与孢子粉或其他中药配伍组成的复方灵芝提取物制剂。

小常识7　"食药两用"的中药材——灵芝

灵芝已被纳入"既是食品又是中药材的物质目录"，是既是食品又是中药材的物质（以下简称：食药物质）。食药物质是指传统作为食品，且列入《中华人民共和国药典》的物质，可用于食品生产。因此，灵芝真正成为"食药两用"的中药材。

不同于普通食品，食药物质做食品，有限制原料用量问题、重金属和农残限量、食用量、适宜人群等许多规定。目前，已有灵芝咖啡、灵芝茶、灵芝酒、灵芝饮料、灵芝糖果等灵芝食品上市，与普通同类产品不同的是这些食品中均加有灵芝子实体成分或其提取物。

小常识 8　灵芝子实体切片与中药饮片的区别

　　市场中销售的灵芝子实体切片是作为农产品或食品上市的，可以煮水代茶饮或作为药膳的原材料。灵芝子实体切片经过药政主管部门审批成为中药饮片后，可作为中药材，用于临床处方用药。

小常识 9　灵芝切片煮水代茶饮

　　从市场购得灵芝切片后，将切片置于电茶壶中，加水煮沸后饮用，可反复加水煮，直至水无苦味，可将药渣倒掉。灵芝切片的用量，可依饮用人数来定，每人一日 5 ～ 10 g。

　　人工栽培灵芝时，从菌丝体萌发出多个灵芝菌蕾（下称：灵

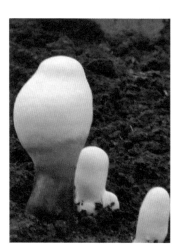

图 15-1　灵芝幼茸图

芝幼茸），进而生长出菌柄，形成菌盖，成为一朵成熟的灵芝子实体（图 15-1）。灵芝幼茸萌出时，为了保证子实体有充足的营养，通常要把过多的灵芝幼茸从段木上移除，就像是种植植物时要间苗一样。这些被"淘汰"下来的灵芝幼茸还有没有利用价值？一些研究发现，灵芝幼茸提取物中，灵芝多糖和三萜酸的含量明显高于成熟子实体。故把灵芝幼茸制成切片，用来煮（泡）茶则更佳。

小常识 10　灵芝孢子粉是怎么来的？

　　灵芝子实体成熟后，开始从菌盖背面的菌管中弹射出孢

子，将这些孢子收集起来就是灵芝孢子粉。孢子粉的质量与收集方法、时间有关。收集孢子粉时，主要是避免环境中灰尘、杂质以及收集材料的污染。收集时间不宜过久，晚期的孢子粉质量较差，出现瘪壳、空壳孢子，一般收集期控制在一个半月左右。收集的孢子粉烘干，灭菌后即可使用。

小常识 11　没破壁的灵芝孢子粉怎么吃好？

灵芝孢子粉未经破壁或提取，直接服用时，受双层细胞壁影响，影响口服后吸收利用。服前，用水煎煮后，其有效成分析出，易于吸收利用，服用效果好。与灵芝子实体水煎剂不同的是，灵芝孢子粉水煎后无苦味。

小常识 12　破壁灵芝孢子粉要密封包装

灵芝孢子粉经破壁处理后所获破壁灵芝孢子粉，是破壁残渣、孢子内容物和孢子油的混合物，口服较未破壁时更易吸收、利用。由于其中的油脂在空气中易氧化变质，最好制成一次服用量的密封包装产品使用。不是密封包装的破壁孢子粉产品贮存和使用过程中易氧化变质，不宜长期保存。购买破壁灵芝孢子粉的产品时，应注意产品标识的破壁率，一般不应低于95%。

小常识 13　灵芝孢子油与不饱和脂肪酸

超临界 CO_2 提取的灵芝孢子油主要含脂肪酸、不饱和脂肪酸、甾醇和脂溶性维生素等成分，三萜含量极低。现有的研究结果证明，其主要药效的物质基础是不饱和脂肪酸、甾醇类。孢子油在空气中易氧化变质，需加入抗氧化剂如维生素 E，密封于软胶囊中保存。如发现孢子油产品有沉淀或异

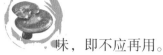

味，即不应再用。

小常识 14　不要被"富锗"或"富硒"忽悠了

有些灵芝产品强调是"富锗"或"富硒"的，这些产品是利用灵芝生长时能吸附无机元素的特性，在栽培灵芝培养基中加入锗或硒，生产出的灵芝子实体中锗或硒的含量就高了，也有在产品中直接加入锗或硒的。

其实，锗并非人体必需的微量元素，也不是灵芝的有效成分，多了还会产生毒性作用。有证据指出，正常栽培灵芝的锗含量与一些蔬菜、中药的锗含量几乎无区别，均很低。所谓灵芝中所含有机锗的疗效宣传缺乏根据，误导消费者。

硒虽为人体必需的微量元素，但对于不缺硒的人群没有必要服用"富硒"灵芝产品，服用量超过人体需要量（中国营养学会推荐成人每日正常硒摄入量为 $60 \sim 250\ \mu g$，每日最高安全摄入量为 $400\ \mu g$），反而对人体有害，可引起硒中毒。目前也没有足够的药理或临床研究证明"富硒"灵芝的保健功效更好。

小常识 15　灵芝菌丝体及其发酵液

用生物工程技术深层发酵培养的灵芝菌丝体及其发酵液不等同于灵芝子实体，所含有效成分及药效也不完全相同，如深层发酵培养的灵芝菌丝体中含多糖，但三萜含量少。市售灵芝菌丝产品多未加工提取，而是将菌丝直接烘干成粉，制成产品使用。故此类产品名称应明确标出是菌丝，如灵芝菌丝粉、灵芝菌丝口服液等。

小常识 16　灵芝复方药品或保健品

灵芝子实体可以与其他中药配伍制成复方中成药，也可与其他中药或保健品原料配伍制成复方保健品。按中医辨证论治的理论配方时，灵芝应为方中主要药物（君药）；按现代理论技术配方时，应进行拆方研究，说明组方的合理性。灵芝孢子粉也可制成复方保健品。

小常识 17　正规灵芝产品有批准文号和标识

选购灵芝产品时首先要查看是否有批准文号。如系药品类应标有"批准文号：国药准字Z×××××××××"（其中前4位数字表示批准年份），并有非处方药（OTC）的标识。如系保健食品应有俗称"蓝帽子"的保健食品标识，在其下标有"国食健字G×××××××××"。一些灵芝产品上市前未经国家主管部门批准，无药品或保健食品的批准文号。这种产品质量无保证，功效不可靠，也不安全。

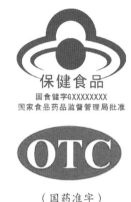

小常识 18　灵芝类药品和保健食品的区别

灵芝的子实体可单独或与其他中药配伍制成药品，经国家主管部门批准的灵芝类药品的说明书中，列有药理作用和适应证（如系中成药则列有功能主治），用于防病治病。

灵芝的子实体、菌丝体和孢子粉均可制成保健食品。灵芝类保健食品的说明书只能列出保健功能和适宜人群。灵芝已被批准的保健功能有增强免疫力、改善睡眠、缓解疲劳、延缓衰老、辅助降血脂、提高缺氧耐受力、改善记忆、抗氧化、增加皮肤水分等功能，对化学性肝损伤有辅助保护功能，对辐射危害有辅助保护作用。使用时应仔细阅读产品说明书，凡未经人体功能试验的产品，说明书中仅标明"经动物实验证明，具有×××功能"。服用前要注意说明书中的"适宜人群""不适宜人群""食用量及食用方法"等，以确保安全有效。

小常识 19   灵芝化妆和洗护产品

灵芝子实体提取物或其多糖组分可添加在产品基质中制成洗面乳、洁面乳、润肤乳、护手霜等化妆品，外用，保护皮肤，也可添加在沐浴露、洗发乳、润发乳、面膜以及牙膏等洗护用品中使用。

小常识 20   灵芝产品中多糖含量测定方法与存在的问题

灵芝多糖是灵芝的主要有效成分，许多灵芝产品的包装或说明书中均标出灵芝多糖的含量，不同产品含量各异。《中华人民共和国药典》（一部）以葡萄糖作为标准品，用紫外光分光光度法来测定灵芝子实体的多糖含量（详见本书附录）。

由于制剂工艺的要求，生产灵芝制剂时均要加入辅料。如将灵芝提取液浓缩喷雾制成精粉时，需加入糊精；生产灵芝片或胶囊时，先要在灵芝提取物中加入淀粉制粒，然后再压片或填充胶囊；灵芝冲剂也同样要用淀粉制粒。此外，在填充胶囊时，常用淀粉作填充剂。因此，如以葡萄糖作标准品的话，所测灵芝产品的灵芝多糖含量就非常不准确了，加淀粉、糊精越多，"灵芝多糖"含量就越高，导致出现了许多假象。因此，灵芝产品标识的灵芝多糖含量至少是包括灵芝和淀粉/糊精所含葡萄糖的总和，并非单一灵芝所含葡萄糖的量。加入淀粉越多，"灵芝多糖"就越多，故不一定"灵芝多糖"含量高的产品就比含量低的产品好，尚应结合其疗效（功能）来判断产品的优劣。

从灵芝中提取、纯化出的一种灵芝多糖肽，用作标准品，则可区别灵芝多糖和葡萄糖。因此就可以避免淀粉等造成的假象了。

美国药典会2014年公布的灵芝子实体质量标准中水溶性多糖含量以甘露糖、D-葡萄糖醛酸、葡萄糖、半乳糖和L-岩藻糖的总百分数计算，不能低于0.7%。

小常识21　灵芝产品中三萜含量测定方法有待提高

已发现的灵芝三萜类化合物超过400种，但只有少数已知药理活性的灵芝三萜类化合物如灵芝酸A、B、C可作为标准品进行灵芝产品的三萜含量测定。

灵芝酸A（ganoderma acid A）R＝OH
灵芝酸C（ganoderma acid C）R＝O

灵芝酸B（ganoderic acid B）
R＝COOH

齐墩果酸 Cleanolic acid（$C_{30}H_{48}O_3$，分子量456.7）

目前，多以植物中普遍存在的五环三萜类齐墩果酸作为标准对照品，采用紫外分光光度法（UV）测定灵芝产品的总三萜含量。由于标准对照品特异性低，测定方法和条件存在差异，使测定结果的差异很大，不能准确反映产品的灵芝三萜含量，很难以产品中总三萜的含量来评价产品的优劣。如用此法所测的灵芝孢子粉的三萜含量虚高，但改用已知药理活性的灵芝酸作为标准对照品，采用高效液相色谱法（HPLC）检测，则灵芝孢子粉的三萜含量仅为灵芝子实体三萜含量的 1/100。

可见，灵芝酸作为标准对照品，采用 HPLC 检测产品中灵芝酸含量的方法，特异性强，能真实反映产品中灵芝三萜的含量。

美国药典会 2014 年公布的灵芝子实体质量标准中规定，干燥灵芝子实体三萜含量以灵芝酸 A、B、C_2、D、F、G、H 和灵芝烯酸 B、C、D 总量计算，不能低于 0.3%。欧洲药典（2018）公布的干燥灵芝子实体质量标准中，灵芝总三萜以灵芝酸 A 计算不能低于 0.3%。

小常识 22　孕妇和儿童可以服用灵芝吗？

毒理学研究未发现灵芝及其产品具有遗传毒性和生殖毒性，相反还有抗突变作用。尽管如此，因缺乏妊娠妇女应用灵芝产品临床研究资料，故不建议孕妇使用灵芝产品保健。如妊娠期间因病需要服用灵芝产品，应在医生指导下服用。

儿童处于生长发育期，应自然成长，不宜服用灵芝。

小常识 23　服用的灵芝孢子被误诊为肠道寄生虫卵

已有许多临床病例报告指出，服用含灵芝孢子粉的患者，在粪便常规检查时，镜下灵芝孢子易与肠道寄生虫卵相混淆。

粪便中的灵芝孢子在显微镜下呈淡黄褐色，外观似西瓜子样，大小与淋巴细胞相似，外包有双层厚壁，一端略尖，无卵盖，无尖峰；另一端钝圆，无小棘，内无毛蚴，形状很像肝吸虫卵或华支睾吸虫卵，而一旦因错误诊为肝吸虫卵或华支睾吸虫卵，则可误治患者，给患者造成不必要的痛苦。通过询问患者服药史，停药后虫卵消失，服药后粪便镜检中又重新出现"虫卵"，同时取其药物残渣少许于载玻片上加1滴生理盐水涂匀镜下观察，与粪便排出的大量孢子相同，即可确定为灵芝孢子而非寄生虫卵。此外，服用灵芝孢子粉的患者在作粪便常规检查前应向医生说明。

小常识24　灵芝孢子粉干扰临床检验

有临床报告指出，3例胃肠道肿瘤患者口服灵芝孢子粉导致血清肿瘤标志物糖类抗原72-4（CA72-4）升高，但患者未见其他临床不适，长达6～9个月的随访也未见疾病进展。故认为灵芝孢子粉引起的CA72-4升高可能是一种良性升高，对患者预后无重大影响。这可能与灵芝孢子粉与化疗药协同，导致大量肿瘤细胞溶解有关，也可能与其所含多糖结构与CA72-4类似，由此干扰CA72-4的检测有关。

小常识25　灵芝有无副作用？

大、小鼠的急性、亚急性和慢性毒性实验结果均证明，灵芝及其有效成分的毒性极低，毒性分级属无毒级。

临床研究证明，口服灵芝制剂的副作用少。仅少数患者用药之初可见胃肠道不适、腹胀、腹泻或便秘、口干、咽干、口唇起泡等副作用，多较轻微，在持续用药过程中逐渐消失，无需停药。临床检验也表明，服用灵芝对心、肝、肾等重要脏器的功能也无不良影响。这与中医药学古籍所载灵芝"温平无毒"是一致的。

近年来薄芝糖肽注射液有一些引发过敏反应的报道：患者静脉点滴薄芝糖肽注射液后，出现寒战、高热、恶心、呕吐、胸闷、憋气、皮肤瘙痒、荨麻疹、出血性皮疹等过敏反应，停药并经常规抗过敏治疗后痊愈。

有些人强调灵芝"无副作用"，把灵芝的这些副作用称作"瞑眩反应"，并说它是灵芝在体内"排毒"过程中必然出现的反应，以回避灵芝有副作用，这显然是十分荒唐的。其实，用任何药物后，都会有少数人对药物的某些作用不耐受，而产生一些与治疗目的无关的反应即副作用，灵芝也不例外，这是很正常的，应据实告知用药者，不要回避。

附录
灵芝（中华人民共和国药典，一部，2020 年版）
灵芝 Lingzhi GANODERMA

本品为多孔菌科真菌赤芝 *Ganoderma lucidum*（Leyss.ex Fr.）Karst. 或紫芝 *Ganoderma sinense* Zhao，Xu et Zhang 的干燥子实体。全年采收，除去杂质，剪除附有朽木、泥沙或培养基质的下端菌柄，阴干或在 40 ～ 50℃烘干。

【性状】赤芝　外形呈伞状，菌盖肾形、半圆形或近圆形，直径 10 ～ 18 cm，厚 1 ～ 2 cm。皮壳坚硬，黄褐色至红褐色，有光泽，具环状棱纹和辐射状皱纹，边缘薄而平截，常稍内卷。菌肉白色至淡棕色。菌柄圆柱形，侧生，少偏生，长 7 ～ 15 cm，直径 1 ～ 3.5 cm，红褐色至紫褐色，光亮。孢子细小，黄褐色。气微香，味苦涩。

紫芝　皮壳紫黑色，有漆样光泽。菌肉锈褐色。菌柄长 17 ～ 23 cm。

栽培品　子实体较粗壮、肥厚，直径 12 ～ 22 cm，厚 1.5 ～ 4 cm。皮壳外常被有大量粉尘样的黄褐色孢子。

【鉴别】（1）本品粉末浅棕色、棕褐色至紫褐色。菌丝散在或粘结成团，无色或淡棕色，细长，稍弯曲，有分枝，直径

2.5～6.5μm。孢子褐色，卵形，顶端平截，外壁无色，内壁有疣状突起，长8～12μm，宽5～8μm。

（2）取本品粉末2g，加乙醇30ml，加热回流30分钟，滤过，滤液蒸干，残渣加甲醇2ml使溶解，作为供试品溶液。另取灵芝对照药材2g，同法制成对照药材溶液。照薄层色谱法（通则0502）试验，吸取上述两种溶液各4μl，分别点于同一硅胶G薄层板上，以石油醚（60～90℃）-甲酸乙酯-甲酸（15∶5∶1）的上层溶液为展开剂，展开，取出，晾干，置紫外光灯（365nm）下检视。供试品色谱中，在与对照药材色谱相应的位置上，显相同颜色的荧光斑点。

（3）取本品粉末1g，加水50ml，加热回流1小时，趁热滤过，滤液置蒸发皿中，用少量水分次洗涤容器，合并洗液并入蒸发皿中，置水浴上蒸干，残渣用水5ml溶解，置50ml离心管中，缓缓加入乙醇25ml，不断搅拌，静置1小时，离心（转速为每分钟4000转），取沉淀物，用乙醇10ml洗涤，离心，取沉淀物，烘干，放冷，加4mol/L三氟乙酸溶液2ml，置10ml安瓿瓶或顶空瓶中，封口，混匀，在120℃水解3小时，放冷，水解液转移至50ml烧瓶中，用2ml水洗涤容器，洗涤液并入烧瓶中，60℃减压蒸干，用70%乙醇2ml溶解，置离心管中，离心，取上清液作为供试品溶液。另取半乳糖对照品、葡萄糖对照品、甘露糖对照品和木糖对照品适量，精密称定，加70%乙醇制成每1ml各含0.1mg的混合溶液，作为对照品溶液。照薄层色谱法（通则0502）试验，吸取上述两种溶液各3μl，分别点于同一高效硅胶G薄层板上，以正丁醇-丙酮-水（5∶1∶1）为展开剂，展开，取出，晾干，喷以对氨基苯甲酸溶液（取4-氨基苯甲酸0.5g，溶于冰醋酸9ml中，加水10ml和85%磷酸溶液0.5ml，混匀），在105℃加热约

10 分钟，置紫外光灯（365 nm）下检视。供试品色谱中，在与对照品色谱相应的位置上，显相同颜色的荧光斑点。其中最强荧光斑点为葡萄糖，甘露糖和半乳糖荧光斑点强度相近，位于葡萄糖斑点上、下两侧，木糖斑点在甘露糖上，荧光斑点强度最弱。

【检查】水分　不得过 17.0%（通则 0832 第二法）。

总灰分　不得过 3.2%（通则 2302）。

【浸出物】照水溶性浸出物测定法（通则 2201）项下的热浸法测定，不得少于 3.0%。

【含量测定】多糖对照品溶液的制备　取无水葡萄糖对照品适量，精密称定，加水制成每 1 ml 含 0.12 mg 的溶液，即得。

标准曲线的制备　精密量取对照品溶液 0.2 ml、0.4 ml、0.6 ml、0.8 ml、1.0 ml、1.2 ml，分别置 10 ml 具塞试管中，各加水至 2.0 ml，迅速精密加入硫酸蒽酮溶液（精密称取蒽酮 0.1 g，加硫酸 100 ml 使溶解，摇匀）6 ml，立即摇匀，放置 15 分钟后，立即置冰浴中冷却 15 分钟，取出，以相应的试剂为空白，照紫外-可见分光光度法（通则 0401），在 625 nm 波长处测定吸光度，以吸光度为纵坐标，浓度为横坐标，绘制标准曲线。

供试品溶液的制备　取本品粉末约 2 g，精密称定，置圆底烧瓶中，加水 60 ml，静置 1 小时，加热回流 4 小时，趁热滤过，用少量热水洗涤滤器和滤渣，将滤渣及滤纸置烧瓶中，加水 60 ml，加热回流 3 小时，趁热滤过，合并滤液，置水浴上蒸干，残渣用水 5 ml 溶解，边搅拌边缓慢滴加乙醇 75 ml，摇匀，在 4℃ 放置 12 小时，离心，弃去上清液，沉淀物用热水溶解并转移至 50 ml 量瓶中，放冷，加水至刻度，摇匀，取溶液适量，离心，精密量取上清液 3 ml，置 25 ml 量瓶中，加水至刻度，摇匀，即得。

测定法　精密量取供试品溶液 2 ml，置 10 ml 具塞试管中，照标准曲线制备项下的方法，自"迅速精密加入硫酸蒽酮溶液 6 ml"起，同法操作，测定吸光度，从标准曲线上读出供试品溶液中无水葡萄糖的含量，计算，即得。

本品按干燥品计算，含灵芝多糖以无水葡萄糖（$C_6H_{12}O_6$）计，不得少于 0.90%。

三萜及甾醇　对照品溶液的制备　取齐墩果酸对照品适量，精密称定，加甲醇制成每 1 ml 含 0.2 mg 的溶液，即得。

标准曲线的制备　精密量取对照品溶液 0.1 ml、0.2 ml、0.3 ml、0.4 ml、0.5 ml，分别置 15 ml 具塞试管中，挥干，放冷，精密加入新配制的香草醛冰醋酸溶液（精密称取香草醛 0.5 g，加冰醋酸使溶解成 10 ml，即得）0.2 ml、高氯酸 0.8 ml，摇匀，在 70℃水浴中加热 15 分钟，立即置冰浴中冷却 5 分钟，取出，精密加入乙酸乙酯 4 ml，摇匀，以相应试剂为空白，照紫外-可见分光光度法（通则 0401），在 546 nm 波长处测定吸光度，以吸光度为纵坐标、浓度为横坐标绘制标准曲线。

供试品溶液的制备　取本品粉末约 2 g，精密称定，置具塞锥形瓶中，加乙醇 50 ml，超声处理（功率 140 W，频率 42 kHz）45 分钟，滤过，滤液置 100 ml 量瓶中，用适量乙醇，分次洗涤滤器和滤渣，洗液并入同一量瓶中，加乙醇至刻度，摇匀，即得。

测定法　精密量取供试品溶液 0.2 ml，置 15 ml 具塞试管中，照标准曲线制备项下的方法，自"挥干"起，同法操作，测定吸光度，从标准曲线上读出供试品溶液中齐墩果酸的含量，计算，即得。

本品按干燥品计算，含三萜及甾醇以齐墩果酸（$C_{30}H_{48}O_3$）

计，不得少于 0.50%。

【性味与归经】甘，平。归心、肺、肝、肾经。

【功能与主治】补气安神，止咳平喘。用于心神不宁，失眠心悸，肺虚咳喘，虚劳短气，不思饮食。

【用法与用量】6 ～ 12 g。

【贮藏】置干燥处，防霉，防蛀。

参考文献

［1］林志彬.灵芝的现代研究.4版.北京：北京大学医学出版社，2015.

［2］林志彬.灵芝从神奇到科学.3版.北京：北京大学医学出版社，2013.

［3］刘阳.中华历史人物咏灵芝［M］.上海：上海三联书店，2021.

［4］袁媛，王亚君，孙国平，等.中药灵芝使用的起源考古学.科学通报，2018，63（13）：1180-1188.

［5］罗联忠，林树钱，谢宝贵，等.灵芝菌株的DNA指纹分析.食用菌学报，2005，12（3）：7-13.

［6］廖红群，邱伟，王华彬.薄芝糖肽治疗儿童反复呼吸道感染的临床观察.当代医学，2008，（9）：143.

［7］宋惠凤　袁金凤　徐慧.薄芝糖肽注射液治疗反复呼吸道感染的临床观察.北方药学，2010，7（5）：22-23.

［8］温明春，魏春华，于农，等.中药灵芝补肺汤治疗支气管哮喘临床研究.中华哮喘杂志（电子版），2012，6（4）：257-260.

［9］郑碧武，周攀，范强.灵芝补肺汤对支气管哮喘患者肺功能及免疫功能影响分析.河北医药，2016，38（3）：363-365.

［10］Ming-Chun Wen，Chun-Hua Wei，Zhao-Qiu Hu，et al. Efficacy and tolerability of antiasthma herbal medicine intervention in adult patients with moderate-severe allergic asthma. J Allergy Clin Immunol，2005，doi：10.1016/j.jaci. 2005. 05.029.

［11］B Jayaprakasam，N.Yang，M.L Wen，et al. Constituents of the anti-asthma herbal formula ASHMITM synergistically inhibit IL-4 and IL-5 secretion by murine Th2 memory cells，and cotaxin by human lung fi broblasts in vitro. J Integ Med，2013，11（3）：195-205.

［12］邢家骝，惠汝太，边延涛，等.调脂灵治疗高脂血症的临床和实验研究.中国中医药信息杂志，2004，11（11）：958-960.

［13］黄卫祖　景爱萍.灵芝调脂灵口服液治疗高脂血症疗效观察（附30例报告）.中国医药，2007，2（4）：211-212.

［14］刘龙，卫培峰.灵芝海参提取物对高脂血症人群血脂的影响.陕西中医学院学报，2013，36（4）：83-85.

［15］Kanmatsuse K. Studies on *Ganoderma lucidum* I. efficacy against hypertension and side effects. Yakugago Zasshi，1985，105（10）：942-947.

［16］张国平，金惠铭，龙建军，等.灵芝合并降压药治疗难治性高血压时血压、血糖、NO、微循环及血液流变性的改变.中国微循环，1999，3（2）：75-78.

［17］陈晓英，赵莹.联用灵芝菌合剂在稳定性心绞痛的临床疗效观察.牡丹江医学院学报，2006，27（4）：19-20.

［18］Djanggan Sargowoa，Nadia Oviantib，Eliana Susilowatib，et al. The role of polysaccharide peptide of *Ganoderma lucidum* as a potent antioxidant against atherosclerosis in high risk and stable angina patients. Indian Heart Journal，2018，70：608.

［19］陶军，冯克燕.灵芝对老年及老年前期患者血小板聚集作用的影响.同济医科大学学报，1991，20（3）：186-188.

［20］Chun-yan Zhang，Ya-min Li. Clinical investigation of green valley lingzhi capsule on type 2 diabetes mellitus. In：Zhi-Bin Lin ed.Ganoderma：genetics，chemistry，pharmacology and therapeutics. Beijing：Beijing Medical University Press，2002：194-198.

［21］Dai X，Ye J，Zhou S. A phase Ⅰ/Ⅱ study of ling zhi mushroom［*Ganoderma lucidum*（W.Curt.：Fr.）Lloyd（Aphyllophoromycetideae）］extract in patients with type Ⅱ diabetes mellitus.Int J Med Mush，2004，6：33-39.

［22］何燕铭，杨宏杰，郑敏，等，灵芝颗粒对 2 型糖尿病患者胰岛素敏感性及氧化应激的干预作用.辽宁中医杂志，2015，42（1）：30-32.

［23］范朝华，佟莉，张丹，等.灵芝颗粒对 2 型糖尿病患者糖代谢的影响及对炎症因子的作用机制研究.河北中医，2018，40（2）：214-216.

［24］于水生.复方灵芝降糖胶囊联合西格列汀对糖尿病患者胰岛功能的影响.药品评价，2022，19（2）：114-116.

［25］刘晓利，吴玉梅.复方灵芝健肾汤对早期糖尿病肾病患者尿液 AGT 及 IGF-1 的影响.陕西中医，2016，37（3）：281-283.

［26］李圣海，吴红霞.薄芝糖肽注射液治疗糖尿病足临床疗效分析.海南医学院学报，2011，（10）：1333-1334.

［27］Lu Tie，Hong-Qin Yang，Yu An，et al. *Ganoderma Lucidum* Polysaccharide accelerates refractory wound healing by inhibition of mitochondrial oxidative stress in type 1 diabetes. Cell Physiol Biochem, 2012, 29: 583-594.

［28］仇萍. 灵芝片治疗神经衰弱 60 例临床观察. 湖南中医杂志, 1999, 15（2）: 5-6.

［29］王祥礼, 孟朝阳, 王翠萍. 灵芝菌液治疗失眠症 60 例. 中国医药学报, 2001, 16（1）: 47-49.

［30］周法根, 徐红, 叶远玲. 灵芝颗粒治疗失眠症 100 例临床观察. 中国中医药科技, 2004, 11（5）: 309-311.

［31］王振勇、刘天舒、左之文, 等. 灵芝糖浆治疗心脾两虚型神经衰弱 160 例. 湖南中医杂志, 2007, 23（2）: 54-55.

［32］胡国灿. 灵芝改善记忆作用的观察. 浙江中医杂志, 2003（8）: 362-362.

［33］林志彬. 灵芝的抗衰老与抗阿尔茨海默病的药理研究进展. 神经药理报, 2018, 8（1）: 9-1.

［34］GH Wang, LH Wang, Wang, et al. Spore powder of *Ganoderma lucidum* for the treatment of Alzheimer disease: A pilot study. Medicine（Baltimore）, 2018, 97（19）: e0636.

［35］王立超, 周琳, 冯志毅, 等. 美金刚联合灵芝孢子粉对阿尔茨海默病患者认知与生活质量的影响. 武警后勤学院学报（医学版）, 2019, 28（12）: 18-21.

［36］王伟娟. 灵芝糖浆治疗更年期综合症 31 例. 湖南中医杂志, 2000, 16（6）: 40-40.

［37］江仙远, 陈友香, 侯安继. 更年康片治疗更年期综合征的机理研究. 中药药理与临床, 2001, 17（1）: 36-38.

［38］李振林, 郭家松, 曾园山, 等. 灵芝孢子粉对去势大鼠内分泌功能的影响. 中国临床解剖学杂志, 2008（26）4: 419-422.

［39］曾广翘, 钟惟德, Petter C.K.Chung, 等. 全破壁灵芝孢子治疗男性更年期综合征. 广州医学院学报, 2004, 32（1）: 46-48.

［40］Masanori Noguchi, TatsuyukiKakuma, KatsuroTomiyasu, et al. Effect of an extract of *Ganoderma lucidum* in men with lowerurinary tract symptoms: a double-blind, placebo-controlled randomized and dose-ranging study. Asian J Androl, 2008, 10（4）: 651-658.

［41］胡娟. 灵芝胶囊治疗慢性乙型肝炎 86 例分析. 职业与健康, 2003, 19

（3）：103-104.

[42] 钱小奇，陈红，金泽秋，等．干扰素 -A2b 联合灵芝孢子油胶囊对 39 例乙型肝炎病毒 DNA 的影响．中医研究，2005，18（1）：29-30.

[43] 钟建平，李水法．拉米夫定联合灵芝治疗慢性乙型肝炎的疗效观察．现代实用医学，2006，18（7）：466-467.

[44] 陈培琼，池晓玲，田广俊，等．拉米夫定联合灵芝胶囊治疗慢性乙型肝炎 30 例临床观察．新中医，2007，39（3）：78-79.

[45] 沈华江，兰少波，周建康，等．灵芝汤联合阿德福韦酯治疗慢性乙型肝炎疗效观察及对免疫功能的影响．浙江中医杂志，2011，46（5）：320-321.

[46] 陈端，胡可荣．恩替卡韦联合灵芝胶囊治疗对慢性乙型肝炎患者外周血中 Th17 细胞的影响．时珍国医国药，2016，27（6）：1369-1371.

[47] 李广生，赵智宏．干扰素联合薄芝糖肽治疗慢性丙型肝炎疗效观察．求医问药，2012，10（6）：499.

[48] Yan-QunLi, Shun-Fa Wang. Anti-hepatitis B activities of ganoderic acid from *Ganoderma lucidum*. BiotechnolLett，2006，28（11）：837-841.

[49] 焉本魁，魏延菊，李育强．灵芝口服液配合化疗治疗中晚期非小细胞性肺癌临床观察．中药新药与临床药理，1998，9（2）：78-80.

[50] 乔丽娟，张会乐，吴乐策．灵芝胶囊联合同步放化疗对宫颈癌并发人乳头瘤病毒感染患者免疫功能的影响．医药论坛杂志，2021，42（13）：11-15.

[51] 王静，陈张琴，李瑛，等．复方灵芝孢子胶囊联合化疗治疗非小细胞肺癌的临床疗效及对免疫功能的影响．现代中西医结合杂志，2016，21（24）：2673-2675.

[52] 齐元富，李秀荣，阎明，等．灵芝孢子粉辅助化疗治疗消化系统肿瘤的临床观察．中国中西医结合杂志，1999，19（9）：554-555.

[53] 甄作均，陈应军，计勇，等．灵芝孢子对原发性肝癌术后复发影响的研究．消化肿瘤杂志（电子版），2012，4（1）：40-43.

[54] 甄作均，王峰杰，计勇，等．灵芝孢子对原发性肝癌术后肝功能影响的研究．中华普通外科学文献（电子版），2012，6（3）：219-222.

[55] 甄作均，王峰杰，范国勇，等．灵芝孢子粉对肝细胞肝癌患者术后细胞免疫功能的影响．中华肝脏外科手术学电子杂志，2013，2（3）：171-174.

[56] 崔屹，张明巍，吴蕾，等．伽马刀联合薄芝糖肽注射液治疗局部晚期

肺癌疗效观察. 武警后勤学院学报（医学版），2012，21（9）：682-684.

［57］张迁. 薄芝糖肽联合同步放化疗治疗Ⅰ～Ⅲ期宫颈癌的临床疗效观察. 医学信息，2011，（2）：430-431.

［58］周建，邹祥新，周建春. 灵芝代泡剂在肿瘤辅助治疗中的临床观察. 江西中医药，2001，32（3）：30-32.

［59］林能俤，苏晋南，高益槐，等. 灵芝提取物配合化疗治疗癌症 66 例分析. 实用中医内科杂志，2004，18（5）：457-458.

［60］倪家源，王晓明，何文英. 灵芝孢子粉胶囊对脾虚证肿瘤放化疗病人临床疗效的研究. 安徽中医临床杂志，1997，9（6）：292-293.

［61］Hong Zhao，Qingyuan Zhang，Ling Zhao，et al. Spore powder of *Ganoderma lucidum* improves cancer-related fatigue in breast cancer patients undergoing endocrine therapy：a pilot clinical trial. Evidence-Based Complementary and Alternative Medicine，2012，Article ID 809614.

［62］Y. Deng，J. Ma D，Tang，Q. Zhang. Dynamic biomarkers indicate the immunological benefits provided by Ganoderma spore powder in post-operative breast and lung cancer patients. Clinical and Translational Oncology，2021，23：1481-1490.

［63］林志彬. 灵芝抗肿瘤作用的免疫学机制及其临床应用. 中国药理学与毒理学杂志，2015，29（6）：865-882.

［64］Li-Xin Sun. The improvement of M1 polarization in macrophagesby glycopeptide derived from *Ganoderma lucidum*. Immunol Res，DOI 10.1007/s12026-017-8893-3.

［65］Sun LX. Enhanced MHC class I and costimulatory molecules on B16F10 cells by Ganodermalucidum polysaccharides. J Drug Target，2012，20（7）：582-592.

［66］Sun LX. Promoting effects of *Ganoderma lucidum* polysaccharides on B16F10 cells to activate lymphocytes. Basic Clin Pharmacol Toxicol，2011，108（3）：149-154.

［67］Sun LX. Suppression of the production of transforming growth factor β1，interleukin-10，and vascular endothelial growth factor in the B16F10 cells by *Ganoderma lucidum* polysaccharides. J Interferon Cytokine Res，2014，34（9）：667-675.

［68］Sun LX. Protection against lung cancer patient plasma-induced lymphocyte suppression by *Ganoderma lucidum* polysaccharides. Cell Physiol Biochem, 2014, 33: 289-299.

[69] Shih-Chung Hsu, Chien-Chih Ou, Tzu-Chao Chuang, et al. *Ganoderma tsugae* extract inhibits expression of epidermal growth factor receptor and angiogenesis in human epidermoid carcinoma cells: In vitro and in vivo. Cancer Letters, 2009, 281: 108-116.

[70] Hua Luo, Dechao Tan, Bo Peng, et al. The Pharmacological rationales and molecular mechanisms of *Ganoderma lucidum* polysaccharides for the therapeutic applications of multiple diseases. The American Journal of Chinese Medicine, Vol. 50, No. 1, 1-38.

[71] Li WD, Zhang BD, Wei R, et al. Reversal effect of *Ganoderma lucidum* polysaccharide on multidrug resistancein K562/ADM cell line1.Acta Pharmacol Sin, 2008, 29 (5): 620-627.

[72] David Sadava, David W.Still, Ryan R.Mudry, et al. Effect of Ganoderma on drug-sensitive and multidrug-resistantsmall-cell lung carcinoma cells. Cancer Letters, 2009, 277: 182-189.

[73] Li-hua CHEN, Zhi-bin LIN, Wei-dong LI. *Ganoderma lucidum* polysaccharides reduce methotrexate-induced small intestinal damage in mice via induction of epithelial cell proliferation and migration. Acta Pharmacologica Sinica, 2011, 32: 1505-1512.

[74] 李友芸, 马跃荣, 刘建. 激素联合中药薄芝注射液治疗肾病综合征的临床与实验研究. 四川医学, 2003, 23 (5): 441-443.

[75] 吴芳. 薄芝联合激素治疗儿童肾病综合征临床观察. 当代医学, 2011, 17 (9): 57-57.

[76] 赵家军. 灵芝联合甲巯咪唑治疗毒性弥漫性甲状腺肿疗效观察. 新中医, 2009, 41 (8): 71-73.

[77] 李尚珠. 薄芝注射液局部注射治疗限局性硬皮病 52 例临床观察. 中国中西医结合杂志, 2000, 20: 148.

[78] 陈冬冬, 屠文震, 杨芸. 薄芝糖肽针治疗系统性硬皮病的疗效分析及其对免疫功能的影响. 中国中西医结合皮肤性病学杂志, 2010, 9 (6): 355-356.

[79] 邓起, 王丽. 薄芝注射液联合米诺地尔溶液治疗斑秃临床观察. 中国中西医结合皮肤病杂志, 2010, 9 (1): 37-38.

[80] 曹仁烈, 王桂珍, 谢晶辉, 等. 薄盖灵芝治疗斑秃 232 例临床报告. 北

京第二医学院学报，1986，7（3）：217-218.

[81] 张爱军，葛文娱，王宜涛，等. 复方灵芝乳膏的制备及对黄褐斑的疗效观察. 中国皮肤性病学杂志，2002，16（4）：235-236.

[82] 孙莉. 薄芝糖肽联合迪银片治疗寻常型银屑病疗效观察. 中国社区医师·医学专业，2012，14（5）：163-164.

[83] 叶小茵，赵敬军. 薄芝醣肽联合鬼臼毒素酊治疗尖锐湿疣疗效及复发的观察. 临床皮肤科杂志，2007，36（2）：119-119.

[84] Hijikata Y，Yamada S. Effect of *Ganoderma lucidum* on postherpetic neuralgia. Am J Chin Med，1998，26：375-381，761.

[85] 韦光伟，左卫堂，石英. 薄芝糖肽联合更昔洛韦治疗带状疱疹临床疗效观察. 中国医药科学，2011，1（15）：116.

[86] 金汶. 薄芝糖肽联合更昔洛韦治疗带状疱疹疗效观察. 皮肤病与性病，2012，34（2）：123.

[87] 周振琴. 泛昔洛韦联合薄芝糖肽治疗带状疱疹的疗效观察. 现代诊断与治疗，2013，24（12）：2711.

[88] 王梅. 泛昔洛韦联合薄芝糖肽治疗带状疱疹的临床价值分析. 中国卫生产业，DOI：10.16659/j.cnki.1672-5654.2014.17.051.

[89] 李尚珠，王书桂，黄平平，等. 薄芝注射液等联合应用治疗结节性血管炎38例. 中华皮肤科杂志，2000，33（6）：434.

[90] Mshigeni KE，Mtango D，Massele A，et al. Intriguing biological treasures more precious than gold：The case of tuberous truffles，and immunomodulating Ganoderma mushrooms with potential for HIV/AIDS treatment. Discovery and Innovation，2005，17：105-109.

[91] 李育萍，许琪华，陈思言，等. 92例灵芝联合高效抗反转录病毒治疗HIV/AIDS病人免疫重建不良的回顾性研究. 中国艾滋病性病，2020，26（2）：120-124.

[92] 陶思祥，叶传书. 赤灵芝对老年人细胞免疫功能的影响. 中华老年医学杂志，1993，12：298-301.

[93] Chen S N.，Nan F H.，Liu M W.，et al. Evaluation of immune modulation by β-1，3；1，6 D-Glucan derived from *Ganoderma lucidum* in healthy adult volunteers，a randomized controlled trial. Foods，2023，12，659. https：//doi.org/10.3390/foods12030659.

[94] Chiu HF，Fu HY，Lu YY，et al. Triterpenoids and polysaccharide peptides-enriched *Ganoderma lucidum*：a randomized，double-blind

placebo-controlled crossover study of its antioxidation and hepatoprotective efficacy in healthy volunteers. Pharm Biol，2017，55（1）：1041-1046.

［95］Li X，Liang J. *Ganoderma lucidum* polysaccharide prevents oxidation and skin aging［J］. Chin J Tissue Eng Res，2013，17（41）：7272-7277.

［96］江南，许晓燕，魏巍，等. 灵芝提取液延缓皮肤衰老的实验研究［J］. 四川动物，2016，35（004）：585-587.

［97］孙美娟，郭文姣，杨悬. 一款发酵灵芝护肤霜临床抗衰老功效研究. 香料香精化妆品，2020，6：56-59.

［98］张安民. 灵芝液对运动员抗疲劳作用及血中 SOD、CAT、LPO 的影响. 中国运动医学杂志，1996，6（3）：19.

［99］王满福，张安民，阎玉林. 灵芝液对运动员抗疲劳效果的实验观察. 中国运动医学杂志，1999，18（1）：78-79.

［100］罗琳，张缨. 灵芝胶囊对高住低训中运动员红细胞 CD35 数量及活性的调节作用. 山西体育科技，2006，26（4）：38-41.

［101］Zhang Y，Lin ZB，Wang F. Effect of *Ganoderma lucidum* capsules on T-lymphocyte subsets in soccer players of living high-training low. Br J Sports Med，2008，42（10）：819-822.

［102］刘甲爽. 灵芝多糖对运动员运动训练效果及免疫功能影响研究. 内蒙古师范大学学报（自然科学汉文版），2016，45（1）：71-75.

［103］马金戈，房磊. 灵芝孢子油对羽毛球运动员运动后免疫功能的影响. 中国油脂，2017，42（11）：129-131.

［104］肖桂林，陈作红，李湘民，等. 灵芝煎剂治疗鹅膏毒菌中毒 103 例临床观察. 湖南中医药大学学报，2006，26（5）：44-45，59.

［105］熊国华，刘宏伟. 灵芝治疗毒蕈中毒疗效分析. 昆明医学院学报，2010，（1）：105-108.

［106］李洁，肖宫，肖桂林. 灵芝胶囊治疗鹅膏毒蕈中毒 69 例临床观察. 湖南中医药大学学报，2013，33（5）：71-74.

［107］肖桂林，刘发益，陈作红，等. 灵芝煎剂治疗亚稀褶黑菇中毒患者的临床观察. 中国中西医结合杂志，2003，23（4）：278-280.

［108］李树平，李景泉，姚丽萍，等. 灵芝孢子误认为肝吸虫卵的分析鉴别. 陕西医学检验，1999，14（3）：33-34.

［109］何英武. 粪便中灵芝孢子与虫卵的鉴别. 医学理论与实践，2003，16（11）：1253.

［110］杨湘鄂，唐发祥，刘世凯. 口服灵芝茶保健品误诊中华分支睾吸虫病

一例. 老年医学与保健, 2002, 8 (4): 214-214.

[111] 孙得华, 周小棉, 项兴达, 等. 肝吸虫卵与灵芝孢子的鉴别诊断. 第一军医大学学报, 2001, 21 (2): 98-98.

[112] 谷茂林, 朱礼尧, 汤茂功. 粪检验将灵芝孢子误诊为华支睾吸虫卵. 临床误诊误治, 2004, 17 (4): 300.

[113] 李云, 李雪梅, 权彤彤. 灵芝孢子误认为肝吸虫卵的鉴别诊断. 中国误诊学杂志, 2004, 4 (2): 265.

[114] 黄建国, 王勇强, 贺江虹, 等. 肝癌服灵芝粉误诊为肝吸虫 1 例. 中国误诊学杂志, 2009, 9 (7): 1763.

[115] 胡缨. 灵芝孢子误判为华支睾吸虫感染病例分析及处理. 检验医学与临床, 2013, 10 (15): 2017-2018.

[116] 李玲群. 华支睾吸虫卵与灵芝孢子的鉴别及其临床意义. 中国保健营养, 2013, (2): 1001-1002.

[117] 颜兵, 何志华, 秦志丰, 等. 灵芝孢子粉引起胃肠道肿瘤患者 CA72-4 升高 3 例并文献分析. 中国中西医结合杂志, 2012, 32 (10): 1426-1427.